儿童青少年
身体活动与久坐行为研究

郭 强 汪晓赞 著

上海交通大学出版社
SHANGHAI JIAO TONG UNIVERSITY PRESS

内容提要

"身体活动"是人类长期进化过程中一种最自然、最基本的生存状态,科技文明的革新带来生活便利的同时也导致了人们身体活动行为模式的根本改变,身体活动不足与久坐行为增加成了一种"普遍"现象,儿童青少年尤其如此。本书围绕"身体活动"与"久坐行为"两个核心概念,首先解构了身体活动与久坐行为的时空维度,论述了身体活动与久坐行为的辩证关系,阐释了非结构化、非组织化身体活动行为的健康效益,其次从"病因"推断、测量评价、健康危害、预防措施四个方面梳理了身体活动流行病学的研究范式,进行了身体活动行动指南的国际比较,从"形成"到"发展"、从"设计"到"实施"提供了可操作性的身体活动文化建设典型案例分析。然后,从社会生态学视角,解析了身体活动与久坐行为影响因素的多维特征。在此基础上,展开了全国性的大规模实证调研,以识别我国儿童青少年身体活动与久坐行为的分布特征,从而为儿童青少年身体活动行动实践提供参考。

本书可供青少年体育和教育管理部门工作人员、身体活动行为研究者、体育或健康相关专业的大学生及有培养孩子积极身体活动行为诉求的家长阅读。

图书在版编目(CIP)数据

儿童青少年身体活动与久坐行为研究/郭强,汪晓赞著. 一上海:上海交通大学出版社,2019
ISBN 978 - 7 - 313 - 21180 - 4

Ⅰ. ①儿… Ⅱ. ①郭… ②汪… Ⅲ. ①健身运动一青少年读物②保健一青少年读物 Ⅳ. ①G883 - 49 ②R161 - 49

中国版本图书馆 CIP 数据核字(2019)第 070557 号

儿童青少年身体活动与久坐行为研究

著　　者:郭　强　汪晓赞				
出版发行:上海交通大学出版社		地　　址:上海市番禺路 951 号
邮政编码:200030		电　　话:021 - 64071208
印　　制:江苏凤凰数码印务有限公司		经　　销:全国新华书店
开　　本:710mm×1000mm　1⁄16		印　　张:10
字　　数:171 千字		
版　　次:2019 年 5 月第 1 版		印　　次:2019 年 5 月第 1 次印刷
书　　号:ISBN 978 - 7 - 313 - 21180 - 4⁄G		
定　　价:58.00 元		

本书项目基金资助

【1】 国家社科基金重大项目：中国儿童青少年体育健身大数据平台建设研究，NO. 16ZDA227

【2】 国家社科基金（教育学）重点项目：聚焦深化教育领域综合改革中的青少年体育问题及对策研究，NO. ALA150010

【3】 浙江省哲学社会科学规划课题（重点项目）："健康中国"战略下儿童身体活动行为影响机制与路径选择研究，NO. 19NDJC009Z

【4】 宁波大学人文社会科学培育项目：青少年健康促进社会生态模型构建研究，NO. XPYB17008

前言

　　儿童青少年的健康成长历来是社会各界共同关注的话题,它关乎国家未来的长远可持续发展。2016年,中共中央、国务院印发的《"健康中国2030"规划纲要》,提出了"体育"行业要主动适应人民健康需求的战略主题,并将"经常参加体育锻炼人数"(2030年达到5.3亿人)列为健康中国建设的主要指标之一。此前,《中共中央国务院关于加强青少年体育增强青少年体质的意见》和《国务院办公厅关于强化学校体育促进学生身心健康全面发展的意见》都对学校体育促进学生身心健康做出了重要部署,党的十八届三中全会发布的《中共中央关于全面深化改革若干重大问题的决定》,更是明确提出了"强化体育课和课外锻炼,促进青少年身心健康、体魄强健"的具体要求。国家战略层面通过一系列的政策纲领来引导和促进青少年学生的健康发展。然而,我国乃至西方发达国家多年来都面临着学生体质健康水平下降的压力,其导致的慢病低龄化、肥胖检出率增加等问题已逐渐被各国的研究报道所证实,儿童青少年身心健康问题仍然需要大家持续的追问与探索。

　　儿童青少年形成"体育的生活化"或者说"生活化的体育"是体育工作者追求的目标之一,促使学生的体育锻炼行为与日常生活融为一体,而不应总是因外界施加的压力而产生体育参与行为。学校体育工作可以通过提升体育教学质量和增加课外体育活动来促进学生积极地参与体育锻炼,但是可能无法有效地触达学生校外的体育活动行为。对于校外期间体育锻炼和健康教育重要性的"漠视",使得孩子和家长对自身角色的认识长期处于缺位状态。那么,面对缺乏体育锻炼导致的体质健康水平下降问题,客观认识儿童青少年身体活动行为模式的改变或许是一种研究思路。人是一种社会性极强的生物,始终沉浸于复杂的社会环境之中,而儿童青少年的行为和观念更是容易受到外界因素的影响。就人的生物属性而言,通过针对性的体育锻炼能够切实有效地促进体质健康水平的提升,但是除了每天一小时的运动锻炼,孩子们在学习、生活环境中的活动行为同样影响甚至决定着他们的身心健康。对于孩子而言,社会交往互动可能是促进其参与体育锻炼地更具有吸引力的理由。因此,让一切变得"便捷"的现代科技、让成人都无法抗拒的电子游戏,正侵蚀着儿童青少年的活动时间,而指向身体实践的体育锻炼恰恰是最不能被科技的"便利"所替代的,所以体育活动的健康效益不仅体现在体育课上,更应体现在日常的非结构化的活动行为之中。

"身体活动"是人类长期进化过程中一种最自然、最基本的生存状态,科技文明的革新带来生活便利的同时也导致了人们身体行为模式的根本改变,身体活动不足与久坐行为增加成了一种"普遍"现象。而这种"现象"突破了过去若干年来以身体实践为基本特征的生产、生活方式,似乎在人们的生存史上是前所未有的。在这个以"便捷"和"懒惰"为荣的信息时代,身体机能的演进与发展显然还没有跟上科技文明的脚步,低龄化的慢性疾病、日趋弱化的体质水平等都在呼应着这种精神与肉体的错位。身体活动不足是否会在未来导致更多的超乎想象的"现象",且未可知,但人体"为动而生"的机体结构设计还没有得到改变,所以身体活动这种最基本的行为模式的动摇,势必会产生不可预知的影响。那么,儿童青少年身体活动行为的变化规律和影响因素是什么? 每天一小时体育活动与长时间静坐行为共存的现象如何认识? 身体活动行为的研究范式及其预防和干预机制如何? 在身体活动流行病学视角下的学校体育工作重点何去何从?

本书试图讨论和阐释这些现象与原因:一是怎样认识身体活动、久坐行为与健康之间的相互关系;二是影响身体活动行为的因素以怎样的形式存在并发生作用;三是国际上有怎样可供参考的操作性的行动计划措施;四是我国儿童青少年的身体活动与久坐行为的基本特征是什么。全书共分七章。第一章主要介绍了研究的缘起背景、核心概念及理论基础。第二章从行为诊断、测量评价、风险识别和预防措施几个方面阐释了身体活动流行病学的研究范式。第三章探讨了国际身体活动指南的实施原则与发展趋势,指导实践干预。第四章剖析了新西兰身体活动文化建设的经典案例,提供可操作性的参考依据。第五章论述了身体活动与久坐行为的时空维度关系。第六章解析了身体活动社会生态影响因素涉及的个人、家庭、学校等多重维度关系。第七章实证调研了我国儿童青少年身体活动与久坐行为的分布特征。本书从"形成"到"发展"、从"设计"到"实施",阐释了非结构化的身体活动行为的健康效益,提炼了身体活动研究的思路与方法,并理解我国儿童青少年身体活动行为基本特征,为儿童青少年身体活动行动实践提供参考。

笔者自2012年攻读博士学位以来,开始投身于儿童青少年身体活动与久坐行为的研究,我的博士导师也是本书的合著者汪晓赞教授,便是自己学术道路上的引路人,在汪教授的悉心指导下完成了身体活动与久坐行为的系列研究,并多次赴海外进行国际会议报告,在此过程中逐步建立了扎根于该领域的信心和决心。在美国访问学习期间,笔者也得益于 Allen Jackson 教授的帮助,极大地扩宽了研究视野,Jackson 教授每周定期为我推送身体活动领域的经典文献,并进行面对面的讨论,让我逐渐理清了身体活动研究的历史演进和学术脉络。总之,在本书出版之际,向帮助过我的老师、同学、朋友们,一并表示感谢。

儿童青少年身体活动与久坐行为的研究在我国仍处于萌芽和起步阶段,作为一种社会问题也是到了不得不给予关注和采取行动的阶段,本书便是在这一背景下的实践性探索。既然是新生事物,对于动态发展变化中的身体活动行为研究,难于给出终结性的研判,而本书的内容和观点自然也需要更多的时间来考验。针对儿童青少年身体活动与久坐行为的基础理论与实证调研,是对我国相关研究领域的一种实践性观察,笔者愿与广大学者同仁共同致力于促进我国儿童青少年的健康成长,做出身体力行的支持与贡献。

囿于作者的理论基础和学术水平有限,文中存在的诸多不足之处,恳请各位读者朋友批评指正。

郭　强

2019 年 2 月

Contents

目录

第一章

导　论

　　"身体活动"(Physical Activity，PA)作为人类一种最自然、最基本的生存状态,使得人们在长期进化过程中达到了能量摄入与消耗持续而高效的平衡。随着自动化、信息化时代的到来,身体活动在人们的生产、生活中渐行渐远,科技的"便利性"似乎造就了人们越来越慵懒的生活方式,但这种最朴素的平衡被打破也预示着人们最简单的健康基础发生了动摇,而具有极强"黏性"的电子屏幕相关的久坐行为(Sedentary Behavior，SB),可能导致了人们生存史上未曾有过的行为改变。儿童青少年身体活动行为模式的深刻变化,体现在个人、家庭、学校、社会多个维度的运动支持环境的改变。

　　本章内容作为儿童青少年身体活动与久坐行为研究的逻辑起点,以身体活动流行病学和社会生态学为理论基础,主要阐释身体活动、久坐行为等核心概念,促进人们更好地理解身体活动与健身锻炼、久坐行为之间的关系,以及身体活动在儿童青少年日常生活中的重要意义,建立"身体活动行为——健康风险因素——积极生活方式"之间的有机联系。

第一节　研究缘起与背景

一、问题提出

　　目前,身体活动不足对健康造成的负面影响已被大量的研究所证实,根据世界卫生组织(World Health Organization，WHO)[①]的统计数据显示,全球每年死亡

---

① World Health Organization. Global recommendations on physical activity for health[R]. Geneva：World Health Organization，2010.

总人数的 6% 与"缺乏身体活动"有关,它已成为人类死亡的四大风险因素之一,并与低龄化的心血管疾病[1]和肥胖[2]等健康问题密切相关。尽管身体活动的健康效益显而易见,但是世界各国儿童青少年身体活动不足的问题仍然十分严重。为了获得和维持良好的健康状态,儿童青少年被建议每天进行至少 60 分钟中等到大强度的身体活动(Moderate to Vigorous Physical Activity, MVPA)[3]。然而,欧洲[4]和美国[5]的调查发现,青少年能够满足该活动建议的比例仅为 15% 和 18.4%,更为严重的是,较低的身体活动水平可能会从儿童延续至青少年期[6]。Herman 的研究也显示,仅有 16% 的青少年能够将积极的身体活动行为延续到成年[7]。我国儿童青少年也呈现了随着年龄增长,每周参加体育锻炼次数减少的趋势,而在校外体育锻炼中,每次持续时间在 60 分钟以上的人群比例仅为 21.2%[8]。

儿童青少年的身体活动和久坐行为习惯可能到成年后仍然得到保持[9],因此从小就要关注其健康行为习惯和积极生活方式的培养。儿童青少年的身体活动行为被诸多因素所影响,所以需要在个人、社会、环境和政策等综合性的框架之下进行整体考量。面对以身体活动不足和久坐行为为代表的现代生活方式,设计和实施针对儿童青少年身体活动不足的综合性、整体性解决方案,以促进其身体活动水平乃至整体健康水平的提升,都是迫在眉睫的现实问题。学校无疑是实施身体活动行动计划的主要场所,但是 Metcalf[10] 和 Sluijs[11] 的研究都显示,单纯基于学校层

① Ekelund U, Luan J, Sherar L B, et al. Moderate to vigorous physical activity and sedentary time and cardiometabolic risk factors in children and adolescents[J]. JAMA, 2012, 307: 704 – 712.

② Wilks D C, Sharp S J, Ekelund U, et al. Objectively measured physical activity and fat mass in children: a bias-adjusted meta-analysis of prospective studies[J]. PLoS One, 2011, 6: e17205.

③ World Health Organization. Global recommendations on physical activity for health[M]. Geneva: World Health Organization, 2010: 7 – 8.

④ Currie C, Zanotti C, Morgan A, et al. Social determinants of health and well-being among young people [R]. Copenhagen: World Health Organization Regional Office for Europe, 2012.

⑤ Kann L, Kinchen S, Shanklin S L, et al. Youth risk behavior surveillance-United States, 2013[J]. MMWR Surveill Summ, 2014, 63(Suppl 4): 1 – 168.

⑥ Dumith S C, Gigante D P, Domingues M R, et al. Physical activity change during adolescence: a systematic review and a pooled analysis[J]. International Journal of Epidemiology, 2011, 40: 685 – 698.

⑦ Herman K M, Craig C L, Gauvin L, et al. Tracking of obesity and physical activity from childhood to adulthood: the Physical Activity Longitudinal Study[J]. International Journal of Pediatric Obesity, 2009, 4: 281 – 288.

⑧ 国家体育总局. 2014 年全民健身活动状况调查公报 [EB/OL]. http://www.sport.gov.cn/n16/n1077/n297454/7299833.html. 2015 – 11 – 16.

⑨ Biddle S J H, Pearson N, Ross G M, et al. Tracking of sedentary behaviours of young people: a systematic review[J]. Preventive Medicine, 2010, 51(5): 345 – 351.

⑩ Metcalf B, Henley W, Wilkin T. Effectiveness of intervention on physical activity of children: systematic review and meta-analysis of controlled trials with objectively measured outcomes[J]. BMJ, 2012, 345: e5888.

⑪ Van Sluijs EMF, McMinn A M, Griffin S J. Effectiveness of interventions to promote physical activity in children and adolescents: systematic review of controlled trials[J]. BMJ, 2007, 335: 703.

面实施的干预,对儿童青少年健康的改善效果有限。Kipping 也认为,没有家庭成员的参与,想促使儿童身体活动水平的长期改变和保持几乎是不可能的[①]。因此,在实施身体活动相关行动计划之前,有必要进一步明确影响儿童青少年身体活动与久坐行为的关键因素,充分意识到儿童青少年的身体活动行为和意识与学校环境、家庭环境、社会环境等诸多因素的关系。

二、解决路径

基于儿童青少年身体活动不足的普遍现象,研究学者们已经开始"对症下药",开展身体活动流行病学(Physical Activity Epidemiology, PAE)的研究。它的主要研究体系包括:身体活动与疾病及其他健康问题的关系;身体活动行为的分布特征及影响因素;应用相关知识预防和控制因身体活动不足而带来的疾病等健康问题。Caspersen[②] 将早期身体活动的研究范围和框架从"决定因素""行为模式""身体活动"和"健康与疾病结果"几个方面进行了整体设计。身体活动行为与其他健康或非健康的行为要素之间的相互关系,解释了多元化的风险因素如何影响人的健康,这些相互影响的作用关系正是身体活动流行病学研究的关键环节。身体活动与久坐行为研究不仅能识别活动行为与各种健康风险之间的潜在关系,更有助于高效地实施针对性的身体活动行为预测与干预行动。

如前所述,大量研究已经证实了适量的身体活动对于健康的积极作用,但更重要的是识别哪些因素可能促进和维持人的健康行为。身体活动与久坐行为研究的意义也正在于识别影响活动行为的主要因素,预防和控制身体活动不足,从而提升儿童青少年的整体健康水平。西班牙的研究报告比较全面地总结了儿童青少年身体活动不足的 8 个原因:① 以电视、智能手机、电脑和互联网为代表的休闲娱乐相关的久坐行为日趋严重,影响了户外活动时间;② 学校体育课数量和质量的欠缺无法满足学生的日常活动需求;③ 休闲娱乐的活动形式发生变化,视频类的活动取代了传统户外的追逐性游戏活动;④ 私家车/公共汽车替代了走路和骑车成了儿童青少年上下学的主要交通出现方式;⑤ 钢筋水泥的城市化建设没有提供良好的人居环境,社会的安全隐患影响了步行/骑车等活动方式的选择;⑥ 现代社会的生产和生活方式由于信息化和机械化发生了根本性的变化;⑦ 家长过度的"安全

① Kipping R R, Howe L D, Jago R, et al. Effect of intervention aimed at increasing physical activity, reducing sedentary behaviour, and increasing fruit and vegetable consumption in children: Active for Life Year 5 (AFLY5) school based cluster randomised controlled trial[J]. BMJ, 2014, 348: g3256.
② Caspersen C J. Physical activity epidemiology: concepts, methods, and applications to exercise science [J]. Exercise and Sport Sciences Reviews, 1988, 17: 423-473.

焦虑"导致其"限制"孩子进行户外活动;⑧ 没有建立起学校、家庭和社会一体化的、综合性的联动机制和身体活动支持性环境[1][2]。Boreham 认为,与 50 年前相比,当前同龄儿童的能量消耗水平每天减少了 600 卡路里[3],这些个人和社会环境的深刻变化在潜移默化中也改变了儿童青少年的活动行为方式,进而导致了身体活动不足和久坐行为等普遍问题。

Trost[4] 从人口统计学、心理认知、行为态度与技能、社会文化、物理环境和身体活动特征等 6 个方面归纳了可能存在 75 种身体活动影响因素。可想而知,有效地识别儿童青少年身体活动行为的影响因素,尤其是诸多因素与身体活动行为之间可能存在的交互、复杂关系并非易事,而这一环节的确定恰恰是开展预防和干预实践活动的前提和基础,所以格外需要引起重视,通过实证研究来识别最能"解释"儿童青少年身体活动与久坐行为的影响因素。同样,身体活动行为影响因素的识别,需要以数据事实为依据,针对儿童青少年年龄、地区、肥胖程度、家庭情况等多种因素进行基础性调研。

第二节　研究目的与意义

一、研究目的

本书从身体活动流行病学和社会生态学的视角,梳理国内外儿童青少年身体活动与久坐行为研究的发展趋势和规律特征,论述身体活动与久坐行为的辩证关系,探讨身体活动与久坐行为指南的适宜建议标准,解析新西兰积极身体活动文化的建设过程,并从微观、中观和宏观的多维视角解读身体活动行为的社会生态属性。在此基础上,展开我国儿童青少年身体活动与久坐行为的流行性调查,以了解儿童青少年身体活动与久坐行为的分布特征与规律,厘清身体活动与久坐行为之间的动态关系,为我国儿童青少年身体活动乃至健康促进研究提供更有针对性的参考和建议。

---

① Begoña Merino Merino, Elena González Briones. Physical activity and health in children and adolescents [R]. Madrid: Ministerio de educación y ciencia, Ministerio de sanidad y consumo, 2007.
② 郭强,汪晓赞. 儿童青少年身体活动研究的国际发展趋势与热点解析——基于流行病学的视角[J]. 体育科学,2015,35(7): 58 – 73.
③ Boreham C, Riddoch C. The physical activity, fitness and health of children[J]. Journal of Sports Sciences, 2001, 19(12): 915 – 929.
④ Trost S G, Owen N, Bauman A E, et al. Correlates of adults' participation in physical activity: review and update[J]. Medicine & Science in Sports & Exercise, 2002, 34(12): 1996 – 2001.

二、研究意义

(一) 识别身体活动行为模式的特征与规律

身体活动可以被理解为"促进健康的手段""参与运动的能力"或是"休闲娱乐的方式"等等,但是身体活动的最基本功能却往往被忽视,即在学习、工作和生活中通过身体的持续活动行为,保持能量摄入与消耗的平衡[1]。当人们自婴儿呱呱坠地之后,最被期待的事情就是有一天能够独立地行走,而自我活动能力的丧失可能也是生命中不得不放弃的最后的无奈[2],人们的身体活动行为具有最天然的属性,也是日常生活中最基本的需求。然而,在当今的社会生产生活中,从家务劳动到交通出行,从体力劳作到运动健身,这些基本的身体活动行为似乎都已从日常的生活之中逐渐减少甚至消失,取而代之的是自动化、信息化的"便捷"生活方式,这些原有平衡的打破,使得政府、家庭和学校无不困扰于青少年学生因缺乏身体活动所带来的健康问题。正如工业文明的发展带来了环境污染一样[3],现代科技的进步使人们享受生活便捷的同时,也付出了因活动不足所导致的健康代价。20 世纪末,Hill 认为以时下肥胖检出率的增长趋势,这些儿童将成长为美国历史上最胖的一代成年人[4]。同样,我国7~18 岁男生和女生的超重肥胖率也分别达到了 28.2%和 16.4%,且呈现了自 1985 以来持续上升的趋势[5]。现代文明催生出来的"文明病""富贵病"几乎已经再次把人们逼上了"先污染,后治理"的老路。

(二) 解构身体活动与久坐行为的辩证关系

儿童青少年早期的身体活动行为与当代的社会现象呈现出较大的差异,其活动行为往往与日常工作和生活结合在一起。儿童身体活动行为习惯的早期建立,有助于促使其形成长期的、规律的积极生活方式,Hovell[6] 发现儿童时期进行身体活动的经验会影响其成人后参与身体活动的动机。Salbe[7] 的研究结果也证实了

① World Health Organization. Steps to health: A European framework to promote physical activity for health[R]. Copenhagen: WHO Regional Office for Europe, 2007.
② Sussman A, Goode R. The Magic of Walking[M]. New York: Simon and Schuster, 1967: 5-7.
③ 余谋昌. 环境伦理与生态文明[J]. 南京林业大学学报: 人文社会科学版,2014,14(1): 1-23.
④ Hill J O, Trowbridge F L. Childhood obesity: future directions and research priorities[J]. Pediatrics, 1998, 101(3): 570-574.
⑤ 马冠生,米杰,马军. 中国儿童肥胖报告[M]. 北京: 人民卫生出版社,2017: 5-6.
⑥ Hovell M, Sallis J, Hofstetter R, et al. Identification of correlates on physical activity among Latino adults[J]. Journal of Community Health, 1991, 16: 23-36.
⑦ Salbe A D, Ravussin E. The determinants of obesity. In C. Bouchard, C., & Katzmarzyk, P. (Ed.), Physical activity and obesity[M]. Champaign: Human kinetics, 2000: 69-102.

这一点,即"针对成年人的身体活动干预中,那些儿时在学校和日常活动中本身就比较活跃的人,其身体活动的干预效果更好"。随着新媒体时代的到来,电视、电脑、游戏机、手机这些富有吸引力的理由将孩子"拴"在了房间里。早在1985年电视机刚刚普及的时候,Dietz就通过研究证实"针对13 600名儿童青少年的大规模调查,每增加1小时的看电视时间,肥胖率就相应增长2%"[①],以此为代表的缺乏身体活动的生活方式是导致儿童青少年肥胖检出率居高不下的重要原因。久坐行为阻碍了儿童青少年的身体活动行为,而导致身体的能量消耗水平降低;同时,久坐行为的发生过程中往往会增加零食等食物的摄入,或是受到更多高热量广告产品的诱导[②]。这种生活方式的改变,都是"文明"肆意生长的恶果,而儿童青少年在不知不觉成了最大的"受害者"。对于儿童青少年身体活动行为的改变,整个社会生态系统缺乏积极的身体活动支持环境,社会环境的各个组成要素显然都有不可推卸的责任。

儿童青少年日常活动行为的选择势必受到群体的整体性影响,甚至是自己不可控或不可知的因素影响[③],比如身边同伴们都在玩电子游戏或是家长对孩子参与校外活动支持的欠缺等。所以,"缺乏活动时间"可能不是孩子能够意识到的真正答案,他们本身就陷入了缺乏身体活动支持的环境和不健康的生活方式之中,这或许才是身体活动不足的症结所在。因此,仅仅在儿童青少年的个人层面探讨身体活动不足的原因,可能会限制影响因素的识别及实践干预的效果。反之,身体活动研究应该帮助儿童青少年创建积极的生活方式,促使他们在整体的社会生态环境中能够持续性地找到进行身体活动的"机会"和乐趣。

第三节　核心概念的界定

一、身体活动

早在1985年,"身体活动"被Caspersen定义为"由于骨骼肌的活动所产生的

---

① Dietz W H, Gortmaker S L. Do we fatten our children at the television set? Obesity and television viewing in children and adolescents[J]. Pediatrics, 1985, 75(5): 807-812.

② Ludwig D S, Gortmaker S L. Programming obesity in childhood[J]. Lancet, 2004, 364: 226-227.

③ Rutten A, Abut-Omar K. Prevalence of physical activity in the European Union[J]. Soz Praeventivmed, 2004, 49(4): 281-289.

任何消耗能量的身体移动形式"[1]，被 WHO 和世界各地的研究学者沿用至今，它主要包含身体活动的频率、强度、时长和类型四个核心要素[2]。而"Exercise（健身锻炼）"和"Sport（运动竞赛：具有特定规则、目标和运动技能要求，以组织性和竞赛性为特点的活动行为）"作为身体活动最常见的组织化的活动形式，长期以来一直是人们关注的焦点。但是，身体活动还包含了日常生活中大量的非结构化的活动形式，也同样产生能量消耗和健康效益。

20 世纪末，欧美学者提出了"促进健康的身体活动（Health-enhancing physical activity，HEPA）"的概念[3]，强调不仅通过专门性的体育锻炼获得健康水平的提升，更要关注以走路、骑车、手工劳动、休闲娱乐、跳舞等为代表的不会带来安全风险，而又具有健康效益的日常身体活动行为[4]，从而为青少年提供更多的活动机会，帮助他们终身参与到"促进健康的身体活动"之中。本书中所指的儿童青少年身体活动，即是该类具有健康效应，能够促进健康的结构化与非结构化的身体活动，而较高的身体活动水平也被认为是积极健康生活方式的重要标志之一。Levine 于 2001 年提出了"非锻炼性活动行为（No-exercise activity thermogenesis，NEAT）"，主要包含走路、骑车、家务劳动等日常的身体活动行为和坐、站、躺等维持身体姿态的久坐行为。这些活动行为区别于有意识的专门化的体育锻炼，但可能是人们日常身体活动能量消耗最大的组成部分，并且人们生命中的大部分时间都处于该种"非锻炼性活动"的状态之下。因此，广义的身体活动包含了诸多形式的活动行为，在不同层面影响着儿童青少年的健康成长。本书在此基础上将不同概念的身体活动进行了重新解构，将身体活动、久坐行为、运动锻炼、非锻炼性活动、促进健康的身体活动等概念进行梳理和整合，具体将在第四章展开论述。

身体活动行为往往需要在个人、社会、环境和政策等多个层面进行解释，当这些影响因素被识别与身体活动行为之间具有因果性关系时，被认为是身体活动的决定因素[5]。然而，当前对于身体活动"决定因素"的研究多是运用横断面研究的

① Caspersen C J, Powell K E, Christenson G M. Physical activity, exercise, and physical fitness: definitions and distinctions for health-related research[J]. Public health reports, 1985, 100(2): 126.
② Resolution WHA57. 17. Global strategy on diet, physical activity and health[R]. Geneva: World Health Organization, 2004.
③ European Opinion Research Group. Physical activity[R]. Special Eurobarometer 183 – 186/Wave 58. 2, 2003.
④ HEPA Europe. European network for the promotion of health-enhancing physical activity [R]. Copenhagen: WHO Regional Office for Europe, 2005.
⑤ Bauman A E, Sallis J F, Dzewaltowski D A, et al. Toward a better understanding of the influences on physical activity: the role of determinants, correlates, causal variables, mediators, moderators, and confounders[J]. The American Journal of Preventive Medicine, 2002, 23 (suppl 2): 5 – 14.

方法,强调在统计方法上推算和预测各要素与身体活动之间的相关关系,但不能提供充分的证据证明这些因素与身体活动行为表现存在必然的因果关系。一般认为,通过长时跟踪研究和准实验研究可以识别身体活动与影响因素之间"决定性"的关系。因此,在横断面研究中更为准确的表达应该是"影响因素",其目的在于识别阻碍儿童青少年进行身体活动的主要原因,厘清不同因素与身体活动水平之间直接或间接的相关关系。

在国际上,WHO[1]、北美洲[2]、澳洲[3]、欧洲[4]、亚洲[5]等各个大洲的国家相继出台了儿童青少年身体活动的国家推荐标准(参见第三章),但是普遍而言儿童青少年都没有达到维持和发展身体健康的最低的身体活动水平建议标准,我国儿童青少年也发现了身体活动水平较低并且持续下滑的问题[6]。身体活动是人们的一种长期行为,但值得注意的是,从儿童、青少年直至发展到成年,身体活动水平呈现了随着年龄的增长而持续降低的变化趋势[7]。在长期的社会生活中,可能是众多因素共同促成了其活动行为的选择和活动态度的形成。在明确了身体活动类型的主要构成之后,有必要进一步了解是哪些因素在潜移默化中对儿童青少年的活动行为产生了影响。

二、久坐行为

久坐行为是指任何非睡眠状态下,能量消耗小于等于 1.5 METs 的坐或倚靠的姿势[8],也有学者认为是坐或躺的较低能量消耗的行为组合[9],或是低于 100 步/

---

① World Health Organization. Global recommendations on physical activity for health[R]. Geneva：World Health Organization，2010：19 - 42.

② Physical Activity Guidelines Steering Committee. 2008 Physical activity guidelines for Americans[R]. Washington，D. C：The U. S. Department of Health and Human Services，2008.

③ Australian Government's Department of Health. Australia's physical activity and sedentary behaviour guidelines[R]. Woden Town Centre：Australian Government's Department of Health，2014.

④ Department of Health，Physical Activity，Health Improvement and Protection. Start Active，Stay Active：A report on physical activity from the four home countries' Chief Medical Officers [R]. London：Department of Health，Physical Activity，Health Improvement and Protection，2011.

⑤ Health Promotion Board. National physical activity guidelines for children and youth aged up to 18 years：professional guide[R]. Singapore：Health Promotion Board，2012.

⑥ Ng S W，Popkin B M. Time use and physical activity：a shift away from movement across the globe[J]. Obesity Reviews，2012，13(8)：659 - 680.

⑦ Hallal P C，Andersen L B，Bull F C，et al. Global physical activity levels：surveillanceprogress, pitfalls, and prospects[J]. Lancet，2012；380(9838)：247 - 257.

⑧ Sedentary Behaviour Research Network. Letter to the editor：Standardized use of the terms "sedentary" and "sedentary behaviours"[J]. Applied Physiology，Nutrition，and Metabolism，2012，37：540 - 542.

⑨ Pate R R，O'Neill J R，Lobelo F. The evolving definition of "Sedentary"[J]. Exercise Sport Science Review，2008，36(4)：173 - 178.

分钟的低水平身体活动行为[1]。久坐行为是相比于身体活动而言更为崭新的研究领域,随着儿童青少年长时间久坐现象越来越严重而开始受到研究学者的更多关注。需要注意的是,久坐行为的本意主要就是强调低能量消耗水平的较长静坐时间,对于那些不满足身体活动水平建议标准的"无效"活动,可称之为身体活动不足,但与"久坐行为"没有必然的联系。久坐行为与人群中较高的死亡率的关系得到了研究证实,那些达到了日常身体活动推荐标准的人,仍然可能有严重的久坐行为从而带来心血管疾病方面的健康风险[2],因此久坐行为逐渐被认可为一种独立的慢性心血管疾病的健康风险因素[3]。儿童青少年身体活动带来的健康效益可能由于久坐行为的存在而受到影响,这也需要重新审视身体活动、久坐行为与健康之间的剂量效应,这也给身体活动流行病学提出了新的研究课题。

在新加坡、加拿大和澳大利亚的儿童青少年身体活动国家指南中,都针对性地提出了久坐时间的建议标准和要求,随着久坐行为与身体活动及其健康效应关系研究的深入,将久坐行为独立出来建立专门化的儿童青少年建议标准,可能会是今后的发展趋势。儿童青少年的久坐行为随着年龄而增加,变化范围从 4.7 小时/天增长到了 8 小时/天,而久坐时间与儿童青少年的零食摄入量以及肥胖情况都显著相关[4]。儿童青少年的整体健康水平令人担忧,就更加有必要通过增加身体活动来与久坐行为"争抢"时间,对于儿童青少年,上课、读书、写作业等久坐性的活动是不可避免的生活状态,但关键在于课外及校外时间找到身体活动与久坐行为之间的平衡。除了久坐行为,针对残障和肥胖人群,也需要考虑专门性的建议标准的制定。

第四节 理 论 基 础

一、身体活动流行病学

(一)身体活动流行病学的演进与发展
"流行病学"的英文翻译为"Epidemiology",其词根来源于拉丁文 epi(在……

① Matthews C E, Chen K Y, Freedson P S, et al. Amount of time spent in sedentary behaviors in the United States, 2003－2004[J]. American Journal of Epidemiology, 2008, 167: 875－881.
② Katzmarzyk P T, Church T S, Craig C L, et al. Sitting time and mortality from all causes, cardiovascular disease, and cancer[J]. Medicine and Science in Sports Exercise, 2009, 41: 998－1005.
③ National Physical Activity Plan Alliance. The 2014 united states report card on physical activity for children & youth[R]. Columbia: National Physical Activity Plan Alliance, 2014.
④ Pate R R, Mitchell J A, Byun W. Sedentary behaviour in youth[J]. British Journal of Sports Medicine, 2011, 45: 906－913.

之中)和 demo(人群),主要研究疾病或健康风险的分布特征、发展趋势、传播途径和决定因素等,并针对性地进行疾病或卫生事件的预防和控制[1],在历经了大量的理论与实践检验之后,已逐渐形成了社会流行病学和行为流行病学等不同的研究分支。流行病学其实是一种帮助人们认识和理解慢性疾病成因,预防和控制疾病发生的方法和手段,对人们健康的积极作用已取得了普遍的共识[2],它与生物统计学并称为"公共健康"的两个研究基础工具[3]。WHO 在全球调研报告中已经证实了身体活动不足作为一种高危因素,是导致肥胖和慢性心血管疾病流行的重要因素之一[4],而积极的身体活动则是促进和提升整体健康水平的一剂"良药"[5]。

当前,缺乏充分的促进健康的身体活动和长时间的久坐行为已成了社会的"普遍"现象,甚至是生活的"常态",身体活动行为的变化隐含着人们生活方式和思维观念上的弊病。WHO 将身体活动不足解释为"一种流行在世界各个国家的全球性、非传染性的慢性疾病"[6]。有"病"就需要对症下药,以流行病学的视角将身体活动不足的健康问题提升到新的高度。1992 年,美国心脏协会将身体活动不足认定为心血管疾病的独立风险因素,而 1996 年由 100 位医学、运动科学领域的专家撰写和发布的《美国健康报告》,也认可并明确指出了身体活动对健康的重要性。同年,Jeremy Morris 和 Ralph Paffenbarger 被国际奥委会医学委员会授予了奥林匹克勋章,表彰其在身体活动与健康研究领域的突出贡献,至此"身体活动流行病学"被医学、运动科学等主流学科领域所认可,并形成了流行病学的一个新的分支[7],身体活动流行病学至今仅仅经过了 60 多年的发展历程。身体活动流行病学是本书的重要理论基础,有必要对其发展历程和特点、规律做进一步地论述和说明。

20 世纪 50 年代,流行病学专家 Jeremy Morris 进行了著名的"英国伦敦公交

① World Health Organization. Epidemiology[EB/OL]. www. who. int/topics/epidemiology/en. 2015.

② Rod K Dishman, Gregory W Heath, Richard Washburn. Physical activity epidemiology[J]. American Journal of Epidemiology, 2004, 159(9): 910 - 911.

③ Cawley J, Cawley J. The Oxford handbook of the social science of obesity[M]. Oxford: Oxford University Press, 2011: 9 - 10.

④ World Health Organization. Physical activity [EB/OL]. http://www. who. int/topics/physical_activity/en. 2015.

⑤ U. S. Department of Health and Human Services. Healthy People 2010. 2nd Ed. With understanding and improving health and objectives for improving health. 2 vols[R]. Washington, DC: U. S. Government Printing Office, 2000.

⑥ World Health Organization. The world health report 2002-reducing risks, promoting healthy life[R]. Geneva, Switzerland: World Health Organization, 2002.

⑦ The 1996 IOC-Olympic Prize Winners: J. N. Morris and R. S. Paffenbarger Jnr[J]. Acta Physiologica Scandinavica, 1996, 158(4): 383.

车司机与售票员健康调查"[1],以探索身体活动与冠心病发病率之间的关系。研究结果显示,公交车司机和售票员的冠心病发病率存在显著的差异性,即公交车司机的心血管疾病发病率比售票员高出了 30%,并且疾病的致死率也更高。售票员需要经常走动的工作状态决定了其具有更高的身体活动水平,而这被认为是导致两者冠心病发病率差异的最主要因素。1953 年,《Lancet》上发表了 Jeremy Morris的另一项"英国伦敦邮政系统员工"的健康研究[2]:邮局客服人员和邮递员的心血管疾病患病率也存在显著差异,即办公室客服人员的患病率更高,病情更加严重,同样被认为是工作状态的不同导致了身体活动水平的差异,进而影响了心血管疾病的患病率。身体活动水平与心血管健康之间的关系首次被研究所观察和证实,这也是身体活动流行病学研究的经典案例,同时也是标志着身体活动流行病学开始发端的里程碑[3]。身体活动流行病学的核心在于研究身体活动与健康之间的辩证关系,提供了一种发现和解决健康问题的方法和思路。但是,早期的公共健康研究是以"卫生运动"为主导[4],相关的健康知识未能在实践中得到充分应用,自然也没有帮助人们获得更大的健康效益。在 20 世纪 50 年代之前的欧美国家,体育运动则完全脱离于普通的日常生活,仅仅被用于军队训练和运动竞赛[5]。但 Jerry Morris 关于身体活动与心血管疾病的研究,向人们彰显了身体活动是一种抵抗疾病和改善健康的方法和手段,也自此树立了身体活动流行病学在预防疾病和健康风险研究中的重要地位。

20 世纪 60 年代,Ralph Paffenbarger 设计实施了著名的哈佛大学校友健康追踪研究,同样证明了身体活动是一种影响人的寿命和慢性疾病发病率的重要因素[6]。身体活动健康效益的证实使得公共卫生和运动生理领域的学者也开始涉足身体活动流行病学的研究。在过去,运动科学的研究焦点在于技术动作、活动行为的生理与心理调节以及人体机能的功能表现,但促进健康的身体活动还没有得到

---

① Morris J N, Heady J A, RafflE P A, et al. Coronary heart disease and physical activity of work[J]. Lancet, 1953, 262: 1053 - 1057.

② Morris J N, Heady J A, RafflE P A, et al. Coronary heart disease and physical activity of work[J]. Lancet, 1953, 262: 1111 - 1120.

③ Blair S N, Davey Smith G, Lee I M, et al. A tribute to Professor Jeremiah Morris: the man who invented the field of physical activity epidemiology[J]. Annals of Epidemiology, 2010, 20(9): 651 - 660.

④ Institute of Medicine. The future of the public's health in the 21st century[R]. Washington (DC): National Academies Press, 2003.

⑤ Blair S N, Davey Smith G, Lee I M, et al. A tribute to Professor Jeremiah Morris: the man who invented the field of physical activity epidemiology[J]. Annals of Epidemiology, 2010, 20(9): 651 - 660.

⑥ Lee I M, Matthews C E, Blair S N. The Legacy of Dr. Ralph Seal Paffenbarger, Jr. -past, present, and future contributions to physical activity research[J]. President's Council on Physical Fitness and Sports research digest, 2009, 10(1): 1 - 8.

足够的关注。出版于 1981 年的《Exercise：the facts》首次综合性地评价了运动锻炼带来的健康效益，认为运动锻炼具有预防疾病、增加健康的积极作用①，Morris 将"通过体育运动预防心血管慢性疾病"称之为"最划算"的健康行为②。1984 年，美国疾病与预防控制中心召开的流行病学研讨会，首次围绕"身体活动"的主题探索旨在增加居民身体活动水平的行动计划③。这次会议摒弃了临床研究的方法而是以公共健康的视角取而代之④，探索如何提升身体活动水平进而改善健康水平。自此，身体活动流行病学走到了历史舞台的中央，开始为人们所认识和熟知。Haskell 认为，以往单纯地关注"运动训练"如何提升人的"机能表现"的时代已成为过去，现代流行病学开始更加强调"身体活动"对"整体健康"的积极影响⑤。1994 年，英国邀请了来自全球流行病学、运动科学、教育学等领域的专家学者，专门召开了以"身体活动"为主题的学术研讨会⑥，并对于身体活动水平的推荐标准达成了一致意见，即"每周至少 5 天，每天 30 分钟及以上的中等强度身体活动"，这也使得各国身体活动流行病学研究的国际比较成为可能。时间的指针走到了 1996 年，如前所述，Jeremy 和 Paffenbarger 获得奥林匹克勋章宣示了身体活动流行病学的确立。2008 年，《美国身体活动指南》的发布，极大地推动了身体活动流行病学的新发展，肯定了身体活动的健康效益并提出了身体活动的国家标准，随后加拿大、澳大利亚、新西兰、英国、新加坡、中国香港等国家和地区都在基础上提出了各自的身体活动标准和指南。

(二) 身体活动流行病学的特征与规律

Carl Caspersen 于 1989 年提出了身体活动流行病学的定义，并作为经典一直被学界沿用至今，即一门研究身体活动对疾病和健康问题的影响作用，识别身体活动行为的分布特征与影响因素，及其与其他行为相互关系的科学⑦。身体活动流

① Bassey E J, Fentem P H. Exercise：the facts[M]. Oxford：Oxford University Press, 1981：23 - 24.

② Morris J N. Exercise in the prevention of coronary heart disease：today's best buy in public health[J]. Medicine Science in Sports and Exercise, 1994, 26：807 - 814.

③ Mason J O, Powell K E. Physical activity, behavioral epidemiology and public health[J]. Public Health Rep, 1985, 100：113 - 115.

④ Haskell W L. Physical activity and health：The need to define the required stimulus[J]. American Journal of Cardiology, 1984, 55：4D - 9D.

⑤ Haskell W L. Health consequences of physical activity：understanding and challenges regarding dose-response[J]. Medicine Science in Sports and Exercise, 1994, 6：649 - 660.

⑥ Killoran A, Fentem P, Caspersen C. Moving on：International perspectives on promoting physical activity [R]. London：Healthy Education Authority, 1994.

⑦ Caspersen Carl J. Physical activity epidemiology：concepts, methods, and applications to exercise science [J]. Exercise & Sport Sciences Reviews, 1989, 17(1)：423 - 474.

行病学的重点是认识和理解人群长期的、大面积的缺乏身体活动的生活习惯所导致的慢性疾病等健康风险,而识别、预防和控制身体活动不足的问题是其研究的关键。James Sallis 提出了"身体活动"与"健康"之间的链接关系(见图 1.1)[①],而基于流行病学的身体活动水平流行性调查、身体活动不足"病因"推断、身体活动的健康效益、身体活动不足的预防与干预措施则是身体活动流行病学研究的发展路径[②]。

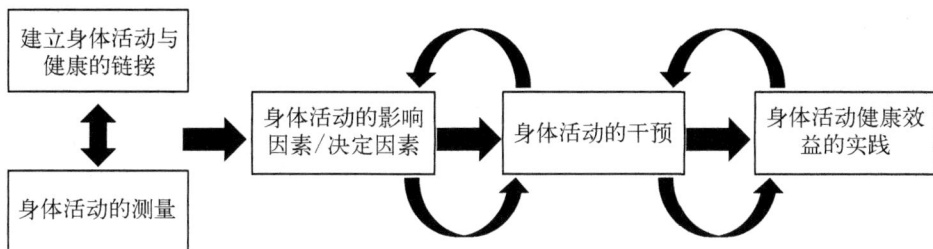

图 1.1　身体活动与健康效益的转化关系

　　Rod Dishman[③] 总结了身体活动流行病学研究的两大特征:一是使用传统流行病学方法研究身体活动水平及其与健康之间的关系;二是研究身体活动水平的人群分布及其影响因素,建立身体活动不足与影响因素之间的关系,并通过进一步的实证研究来验证和判断这些关系的可靠性和稳定性,进而改善身体活动不足产生的健康风险。基于此,笔者经过梳理之后提出了身体活动流行病学研究的整体框架(见图 1.2),提供了儿童青少年健康水平改善提升的发展路径。根据国际身体活动与健康学会(International Society for Physical Activity and Health,ISPAH)、美国运动医学会(American College of Sports Medicine,ACSM)等专门性研究机构以及文献资料的检索来看,运动科学和公共健康领域的专家学者广泛地开展了体育运动与公共卫生的交叉研究,共同推动着身体活动流行病学的发展。然而,我国公共卫生或流行病学领域的专家学者也刚刚开始涉足身体活动的相关研究,而运动科学与流行病学的跨学科交叉研究还鲜有报道,尤其是身体活动不足与疾病健康风险的研究以及运动促进健康水平提升的实践干预研究更是少之又少,身体活动流行病学的发展必然要走向体育、卫生、教育等

---

① Sallis,J F,Owen N. Physical activity and behavioral medicine[M]. Thousand Oaks,CA:Sage,1999: 5-14.

② 郭强,汪晓赞. 儿童青少年身体活动研究的国际发展趋势与热点解析——基于流行病学的视角[J]. 体育科学,2015,35(7):58-73.

③ Dishman R,Heath G,Lee I M. Physical activity epidemiology[M]. Champaign:Human Kinetics,2014: 18-19.

跨学科的合作之路,本书正是在此基础上尝试迈出了我国身体活动流行病学研究探索性的一步。

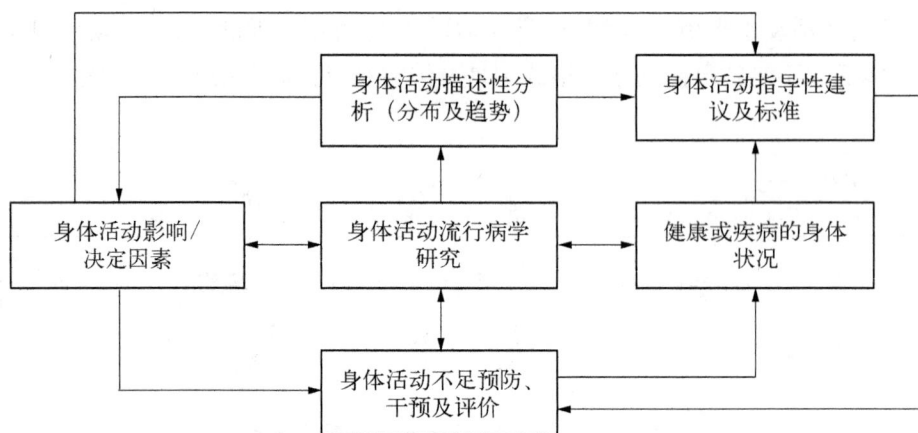

图 1.2　身体活动流行病学研究的系统框架

　　众所周知,流行病学研究主要分为观察性研究、实验性研究和理论研究法三种类型,而观察性研究又分为描述性研究和分析性研究两种主要方法(见图 1.3)[①],本书的实证调查部分主要采用了描述性研究中的横断面研究与生态学研究的方法。而不同的研究方法都建立在相应的病因模型基础上进行研究,即根据研究内容和研究手段的不同而建立不同的病因模型,指导具体研究的实施。在流行病学的演进发展过程中,流行病学三角模型是使用最为普遍的一种模型,主要考察宿主(儿童青少年)、环境(个人、家庭、社会环境)和病原体(身体活动不足)3 个主要元素之间的相互作用。"身体活动不足"是三角模型中的"疾病","宿主"还是儿童青少年,而个体、家庭、社会环境同时是"环境"和"致病因子"(见图 1.4)。随着研究的深入,三角模型的 3 要素似乎不能充分识别风险因素与健康或疾病之间的复杂关系,而社会生态学模型(Social Ecological Model,SEM)综合考虑了个人、家庭、社会等多个层面的影响因素,来观察这些健康风险因素的整体性的影响,因而被认可并作为流行病学的病因模型,20 世纪 90 年代陆续有研究开始将其应用于身体活动流行病学的研究之中[②]。

---

① 王建民,刘民. 流行病学(第七版)[M]. 北京:人民卫生出版社,2008:3 - 8.
② Sallis, J F, Owen N. Physical activity and behavioral medicine[M]. Thousand Oaks, CA:Sage, 1999:
　 5 - 14.

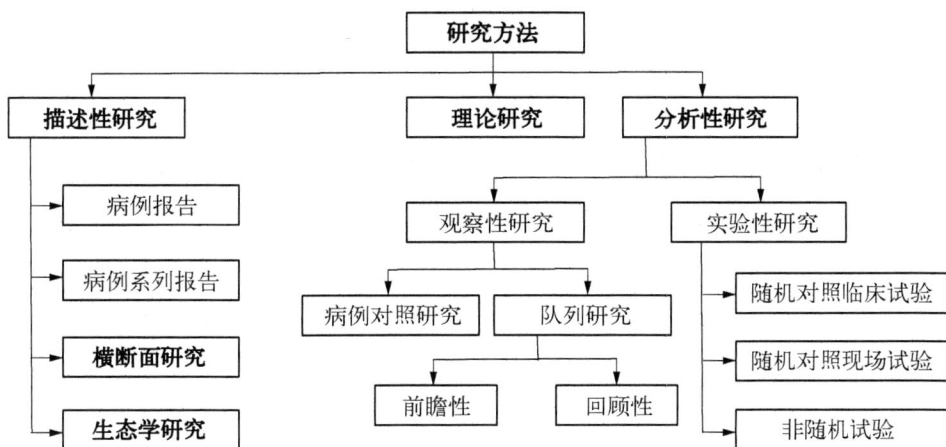

图 1.3 流行病学研究方法分类示意图

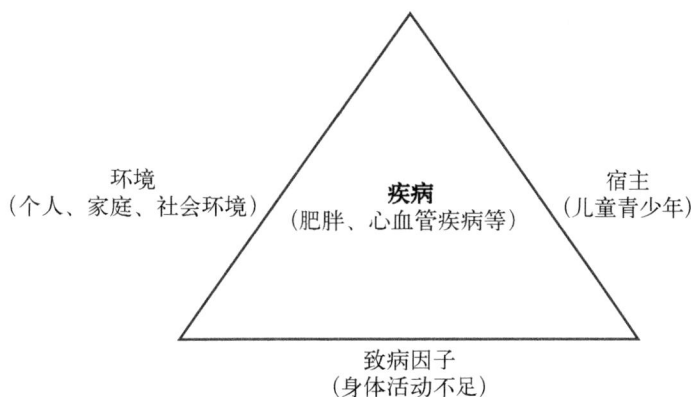

图 1.4 身体活动流行病学三角模型

(三) 久坐行为流行病学的发端与完善

久坐行为相对于身体活动,在社会舆论当中常常以"少做多动"这种此消彼长的关系来看待,但是久坐行为之于健康风险的剂量效应、建议标准以及与身体活动的辩证关系,还远没有达成共识,对于人们行为模式的认知仍在不断探索。《全民健身活动状况调查公报》显示,6~19 岁儿童青少年每次参加校外体育锻炼持续 60分钟以上的比例仅为 21.2%,且呈现了每周锻炼次数随着年龄增长而减少的趋势[①]。与之相对应的是儿童青少年超重肥胖检出率已达到了 28.2%(男生)和

----

① 国家体育总局. 2014 年全民健身活动状况调查公报 [EB/OL]. http://www.sport.gov.cn/n16/n1077/n297454/7299833.html. 2015 - 11 - 16.

16.4%（女生）①，自 1985 年开始肥胖率 30 年来增长了 13 倍之多。社会各界致力于推动和提升青少年的运动参与，同时也需要针对如何着力地减少广大儿童青少年的久坐行为而采取措施，因为人们会受到久坐生活方式带来的肥胖率增加、慢病低龄化、代谢综合征等健康危害，即便是一个有着积极锻炼习惯的人也无法免于其害②③④，这也是本书专门强调关注久坐行为的独立健康风险因素的原因所在。《中国互联网发展报告 2018》显示，我国的 7.72 亿网民中 10～19 岁人群占比高达 19.6%⑤，无论是学习还是娱乐，无论是电脑还是手机，与之相伴的均是长时间的静坐生活状态。带有极强"时间黏性"的现代信息化的社交和娱乐生活方式已然深刻改变了儿童青少年乃至成人日常的活动行为模式，而这种影响随着工业化、信息化的逐步推进而不断加强。WHO 的研究数据显示，有高达 60%～85% 的儿童具有不良的久坐生活方式⑥，女生则更加严重⑦。Timothy 将 50 年来日趋严重的久坐生活方式的形成归咎于"科技"的发展⑧，科技进步的内驱力便是帮助人们更加"便捷"地生活，日益慵懒的生活方式则与之形成了不可回避的悖论，似乎社会的进步就是以人们静坐下来就可以完成所有活动为表征的。Domelen 的研究发现，以久坐为特征的现代工作方式比 1950 年已经增加了 83%（见图 1.5），而日常工作中与身体活动有关的工作内容仅占到了 25%⑨，无论是社会工作还是课业学业都更趋向于久坐的生存环境。

　　20 世纪 50—60 年代，Jeremy Morris 的"伦敦公交车司机健康调查"⑩与 Ralph

① 马冠生，米杰，马军. 中国儿童肥胖报告[M]. 北京：人民卫生出版社，2017：5 - 6.

② Henschel B, Gorczyca A M, Chomistek A K. Time spent sitting as an independent risk factor for cardiovascular disease[J]. American Journal of Lifestyle Medicine, 2017：1 - 12.

③ Saunders Travis, Jean-Philippe Chaput, MarkTremblay. Sedentary behaviour as an emerging risk factor for cardiometabolic diseases in children and youth[J]. Canadian journal of diabetes, 2014, 38(1)：53 - 61.

④ Knaeps S, Bourgois J G, Charlier R, et al. Ten-year change in sedentary behaviour, moderate-to-vigorous physical activity, cardiorespiratory fitness and cardiometabolic risk: independent associations and mediation analysis[J]. British Journal of Sports Medicine, 2018, 52(16)：1063 - 1068.

⑤ 中国互联网协会. 中国互联网发展报告 2018[M]. 北京：电子工业出版社，2018：1 - 2.

⑥ WHO. Physical inactivity a leading cause of disease and disability [EB/OL]. http://www. who. int/mediacentre/news/releases/release23/en/. 2018 - 11.

⑦ WHO. Levels of insufficient physical activity [EB/OL]. www. who. int/en/news-room/fact-sheets/detail/physical-activity. 2010 - 11.

⑧ Timothy Church, Diana Thomas, Catrine Tudor-Locke, et al. Trends over 5 decades in U. S. occupation-related physical activity and their associations with obesity[J]. PLoS ONE, 2011, 6(5)：e19657.

⑨ Dane Van Domelen, Annemarie Koster, Paolo Caserotti, et al. Employment and physical activity in the U. S. [J]. American Journal of Prevention Medicine, 2011, 41(2)：136 - 145.

⑩ Blair S N, Davey Smith G, Lee I M, et al. A tribute to Professor Jeremiah Morris: the man who invented the field of physical activity epidemiology[J]. Annals of Epidemiology, 2010, 20(9)：651 - 660.

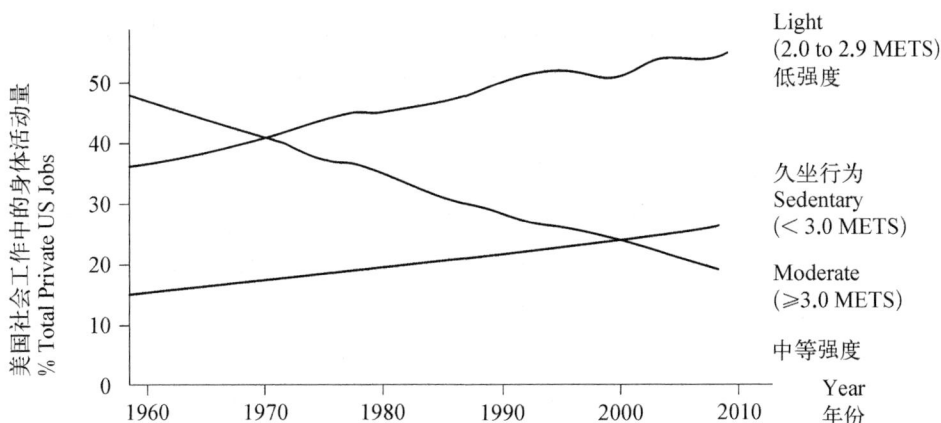

图 1.5 工作环境中身体活动水平的下降趋势

Paffenbarger 的"哈佛大学校友健康追踪研究"[①]作为身体活动流行病学研究的经典案例,开启了身体活动与健康之间关系的探讨。随着身体活动流行病学在医学、运动科学等主流学科领域学术地位的逐步确立,以及久坐行为独立健康风险因素的研究证据的确凿,众多的理论与实践都开始指向了对身体活动与久坐行为辩证关系地不断思考,久坐行为的基础理论、测量评价、影响因素、健康危害(肥胖、心血管疾病、抑郁情绪等)也会日臻完善,今后也势必需要重新审视两者的关系,进而展开久坐行为流行病学的专门研究。本书也以此展开讨论,以重新审视久坐行为之于人们,尤其是儿童青少年的健康意义。

二、社会生态学

班杜拉认为"人们的大部分行为都是被多种相互交错的因素共同影响,因此人们不只是被动地受到外界因素的影响,自己本身也在与外界因素发生互动"。对于儿童青少年的身体活动与久坐行为而言,周围环境给他们造成的影响作用,以及自身对外界环境的互动结果,都会影响其身体活动态度的形成和行为表现的决策,这些因素共同作用而构成了那个活动的或是不活动的"自己"。20 世纪 80、90 年代,国外学者已开始探索个体活动行为的改变策略,并将其应用于学校、社区和医疗卫生的实践之中[②],逐步尝试在个体层面通过干预手段帮助儿童青少年获得积极活

① Lee I M, Matthews C E, Blair S N. The Legacy of Dr. Ralph Seal Paffenbarger, Jr. -past, present, and future contributions to physical activity research[J]. President's Council on Physical Fitness and Sports research digest, 2009, 10(1): 1-8.
② Sallis J F, Cervero R B, Ascher W, et al. An ecological approach to creating active living communities [J]. The Annual Review of Public Health, 2006, 27: 297-322.

动行为的长期改变,并发现了儿童青少年早期的运动经验可能影响其成人后运动习惯的形成[1]。但是,儿童青少年身体活动行为不可避免地受到学校、家庭等外部环境的影响,这也是显著区别于成年人活动行为的特征是之一。

随着研究的不断推进,个体的健康受到内部与外部环境的综合影响,得到了普遍的认可。1979 年,Bronfenbrenner 在其著作《The ecology of human development: Experiments by nature and design》中率先提出了生态学模型,尝试从微观、中观和宏观等不同层面来认识个体与环境之间的相互作用关系[2]。随后,McLeroy[3] 将生态学引入到公共健康领域,用来理解人类行为在慢性疾病与生活方式之间的关系。1992 年,在汲取了包括健康生物心理社会模式、人与环境适应理论、人类发展生态模式、社区健康促进及行为选择理论[4]等多种理论模式观点的基础上,Stokols 于 1992 年通过学术文章《Stablishing and maintaining healthy environments: Toward a social ecology of health promotion》,再次提出了指向健康促进研究的社会生态学模型,相比于从人的生物特性角度出发的"生态学模型",该模型更多地关注了人在社会、文化语境中与外界因素的互动关系[5],并在早期被广泛应用于戒烟[6]、体重管理[7]等健康行为的实践之中。

1999 年,Sallis 和 Owen[8] 将社会生态学模型应用于身体活动领域的研究,整体性地考察个人与社会环境和物理环境的互动关系,及其对身体活动行为的影响。目前,社会生态学模的发展逐渐成熟,身体活动的影响因素主要包括(见图 1.6)[9]:① 个体因素(如动机、技能、态度、知识、认知等);② 人际关系(如家人、同伴、教师等社会支持或社会规范);③ 制度或组织因素(如学校规章、领导关注程度、健康服

[1] Theodrakis Y, Doganis G, Bagiatis K, et al. Preliminary study of the ability of reasoned action model in predicting exercise behavior of young children[J]. Perceptual and Motor Skills, 1991, 72: 51 - 58.

[2] The Ecology of Human Development-Experiments by Nature and Design by Urie Bronfenbrenner[M]. Boston: Harvard University Press, 1979: 330.

[3] McLeroy K, Bibeau D, Steckler A, et al. An ecological perspective on health promotion programs[J]. Health Education Quarterly, 1988, 15: 351 - 377.

[4] 冯木兰. 环境知觉和自我效能因素与青少年身体活动之关系——社会生态学观点之应用[D]. 台湾师范大学体育学系学位论文, 2010: 1 - 154.

[5] Stokols D. Establishing and maintaining healthy environments: toward a social ecology of health promotion[J]. American Psychologist, 1992, 47(1): 6.

[6] Susser M. The logic in ecological: I. The logic of analysis[J]. American journal of public health, 1994, 84(5): 825 - 829.

[7] Lissner L, Heitmann B L. Dietary fat and obesity: evidence from epidemiology[J]. European journal of clinical nutrition, 1995, 49(2): 79 - 90.

[8] Sallis J F, Owen N. Physical activity and behavioral medicine[M]. Thousand Oaks, CA: Sage, 1999: 107 - 110.

[9] Sallis J F, Cervero R B, Ascher W, et al. Ecological approach to creating active living communities[J]. Annual Review of Public Health, 2006, 27: 297 - 322.

务等);④ 社区因素(如公园绿地、公共传媒、娱乐设施、道路交通等社区环境或邻里效应);⑤ 公共政策(如法律法规、教育政策、财税支持、公共卫生战略等),并成了"Move for Health"[1]"Healthy People 2020"[2]"National Physical Activity Plan"[3]"A European framework to promote physical activity for health"[4]等国际性身体活动行动计划的指导框架和实施基础。

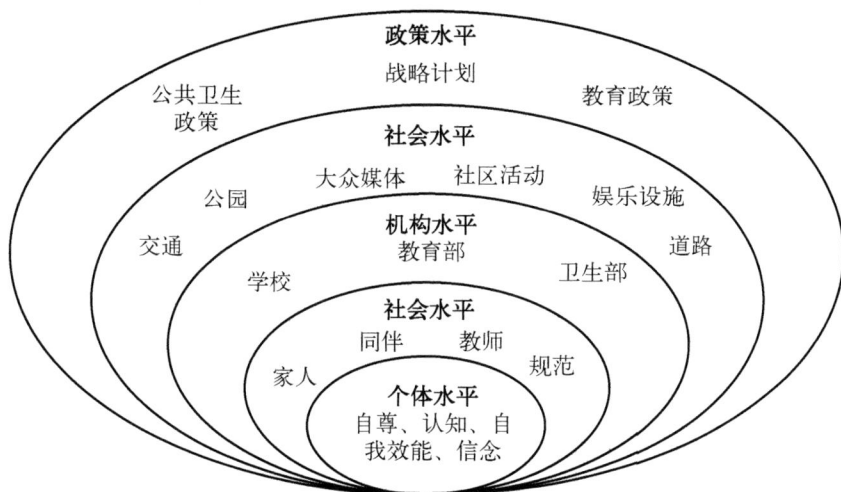

图 1.6 身体活动影响因素社会生态模型

儿童青少年参与组织化的身体活动(如体育比赛、体育课程、大课间等),多是在学校及社区环境之下进行,但是对于非组织化的身体活动(如交通出行、校外活动、家务劳动等),则往往深刻地受到家长和同伴的影响,这种难于组织、监控和干预的活动行为恰恰又是容易被忽略的身体活动的重要组成部分。

由此可见,对于缺乏独立判断和行为能力的儿童青少年,身体活动不足及其导致的健康问题,不仅是学生本身和体育教师的责任,家长以及社会环境都有义务为儿童青少年创建良好的运动支持环境,帮助他们建立起积极的、自主化的运动生活

① Annual Global Move for Health Initiative: A Concept Paper. Geneva, Switzerland: World Health Organization, 2003: 1-9.
② CDC/National Center for Health Statistics. Healthy People 2020 [EB/OL]. http://www.cdc.gov/nchs/healthy_people/hp2020.htm. 2011-10-14.
③ National Physical Activity Plan Alliance. The 2014 united states report card on physical activity for children & youth[R]. Columbia: National Physical Activity Plan Alliance, 2014.
④ World Health Organization. Steps to health: A European framework to promote physical activity for health[R]. Copenhagen: WHO Regional Office for Europe, 2007.

方式,切莫让家长和社会以"爱"的名义,剥夺了孩子活动的权利,反而使自身成了影响孩子健康成长的"障碍",而这些都应该纳入社会生态学模型的框架之中进行整体考量。社会生态学模型运用了一种整体性的框架来解释在个体差异、社会环境、公共政策等各个维度上身体活动的影响因素,这对于实施多元水平的身体活动干预研究提供了重要参考依据。本书基于社会生态学理论模型和流行病学的研究范式,论述了身体活动与久坐行为的本质属性,并在全国范围内进行身体活动与久坐行为的流行性调查。

第二章

身体活动流行病学的研究范式

生活方式的根本改变使得身体活动成了日常生活中诸多选择中的一种,不再是以往出行和劳作的必然方式,反而成了儿童青少年的健康"需求",而身体活动水平恰是反映健康生活方式的关键要素之一。WHO 提出了到 2020 年将身体活动不足的全球流行率减少 10 个百分点[①]的发展目标,而识别身体活动水平影响因素及其之间的交互作用关系,是解决缺乏身体活动问题的前提和基础,也是身体活动流行病学研究的重要内容之一。因此,本章内容主要从身体活动不足的"病因"推断、流行性调查方法、健康效益、预防措施等几个方面论述国内外的身体活动流行病学的研究现状,梳理身体活动流行病学的研究范式,夯实本书的理论基础。

第一节 身体活动不足的"病因"推断

一、人居环境失衡干扰身体活动行为

发达国家的常住人口城镇化率平均在 80% 左右,我国常住人口城镇化率在 2020 年预计也将达到 60% 左右[②],这就必然导致城市人口布局、公共服务设施、居民社区安全等人居环境主动或被动地发生改变,而人居环境的改变也潜移默化地

---

① World Health Organization. NCD Global Monitoring Framework[EB/OL]. www. who. int/nmh/global_monitoring_framework/en. 2011.
② 中党中央、国务院. 国家新型城镇化规划(2014—2020)[EB/OL]. http://www. gov. cn/zhengce/2014-03/16/content_2640075. htm. 2014-03-16.

影响着人们日常的身体活动行为。Sunarja 的研究发现，"400 米"的距离是成年人选择走路或开车到达锻炼地点的临界距离[1]，青少年也有类似的选择倾向，运动健身场所的距离也是影响运动参与的一个重要因素[2]。当今，钢筋水泥所堆砌的城市环境和社会结构，将人们"禁锢"其中，人口密度、交通设施、公共安全等社会和物理环境可能都有意或无意中限制了人们的身体活动行为，而人们的心理和身体也一同被习惯性地束缚其中。

公园、绿地等公共空间无疑是户外活动的重要场所，国外相关研究显示场地的不同影响着人们活动类型的选择，而户外活动更有着不可替代的积极意义。Cleland 的研究显示，进行户外活动时间较长的儿童，其身体活动的整体水平也更高[3]。反之，居住环境附近有公共绿地活动空间的孩子，其户外活动时间也更长，并且 MVPA 是其他居住环境没有公共活动空间儿童的 4.72 倍[4]。公园作为儿童青少年活动时间仅次于学校的第二多的场所[5]，也同样反映了儿童身体活动水平的差异，公园设有的滑板、赛车跑道等运动场地设施可能是影响公园使用率以及青少年身体活动水平的重要原因之一[6]。众所周知，户外活动的安全性是家长的主要考虑因素，Kohl-III 发现，居住环境周围安置简易的运动器材或设施，有助于消解家长对户外活动的安全顾虑，吸引孩子进行更多户外活动，从而削弱其对电子游戏的痴迷[7]。创建安全、便利的公共健康环境是政府公共服务的义务和责任，这对于儿童青少年活动行为习惯的养成有着长远的影响。在"健康中国""生态城市""智慧城市"等口号的引领之下，城市建设中的交通设施、公共活动空间、建筑环境等等的规划内容，也应该考虑如何给人们尤其儿童青少年创造更多的活动机会，进而成为一个城市是否"健康"的评价指标。

① Sunarja A, Wood G, Giles-Corti B. A factsheet on healthy public open space design for multi-users and multi-uses[R]. Perth, Western Australia: University of Western Australia, 2008.

② Garrard J. Active Transport: children and young people（an overview of recent evidence）[R]. Melbourne: Victorian Health Promotion Foundation（VicHealth）, 2009.

③ Cleland V, Crawford D, Baur L A, et al. A prospective examination of children's time spent outdoors, objectively measured physical activity and overweight[J]. International Journal of Obesity, 2008, 32: 1685 - 1693.

④ Almanza E, Jerrett M, Dunton G, et al. A study of community design, greenness, and physical activity in children using satellite, GPS and accelerometer data[J]. Health Place, 2012, 18(1): 46 - 54.

⑤ Loukaitou-Sideris A. What brings children to the park? [J]. Journal of the American Planning Association, 2010, 76: 89 - 107.

⑥ Bassett D R, Fitzhugh E C, Heath G W, et al. Estimated energy expenditures for school-based policies and active living[J]. American Journal of Preventive Medicine, 2013, 44: 108 - 113.

⑦ Kohl-III H W, Hobbs K E. Development of physical activity behaviors among children and adolescents [J]. Pediatrics, 1998, 101(3): 549 - 554.

二、社会支持环境缺失抑制身体活动水平

每个个体都"平等"地生活在这个复杂社会环境之中,其活动行为自然而然地与社会环境发生互动[1],朋友、学校、家庭等各个层面共同构建了一个无时无刻都存在着的社会网络,并直接或间接地影响着儿童青少年的身体活动行为。儿童青少年由于身体和认知发育尚未完全成熟,因此父母对于孩子活动行为支持的态度和行动表现会直接地影响孩子的身体活动行为,儿童青少年与家庭环境之间可能始终都在发生着这种互动[2],进而影响着他们的行为和意识。国外的研究显示,儿童青少年的身体活动水平与父母的学历水平成反比[3],而经济收入较高的家庭,其子女身体活动水平却更低[4],可见经济收入、教育水平这些客观的家庭环境因素都"参与"到了儿童青少年身体活动行为的养成过程之中。

确保子女的人身安全可能始终是父母为孩子"选择"日常活动的第一要素,这也导致了孩子被过度地"保护"在室内的安全环境之中,却可能错失了面对"危险"的自我成长的机会。由此可见,如果父母未能提供有效的身体活动支持环境,反而可能成了子女能否参与户外活动的障碍因素,从而共同培育了"大棚里"长大的一代人。Kalakanis 的研究显示,身体活动水平较高的家长,其子女的身体活动水平也越高[5]。家长能否陪伴孩子一起进行运动锻炼,是影响他们形成自主运动习惯形成的重要因素[6],而父母对于身体活动的积极态度是引导和促进孩子良好运动习惯养成的助推剂。Heitzler[7]同时对美国儿童青少年及其家长进行了调查,发现了家长的 5 种积极认知和行为表现与儿童青少年身体活动水平具有显著的相关性:① 对于孩子参与团队运动的重要性有积极认识;② 对于孩子课余时间进行运动锻炼的重要性有积极的认识;③ 自身对身体活动有深入的理解和坚持的

① Ferreira I, Van Der Horst K, Wendel-Vos W, et al. Environmental correlates of physical activity in youth-a review and update[J]. Obesity Reviews, 2007, 8: 129 - 154.

② Veitch J, Bagley S, Ball K, Salmon J. Where do children usually play? A qualitative study of parents' perceptions of influences on children's active free-play[J]. Health & Place, 2006, 12: 383 - 393.

③ Martin S L, Lee S M, Lowry R. National prevalence and correlates of walking and bicycling to school[J]. American Journal of Preventive Medicine, 2007, 33: 98 - 105.

④ Australian Government Independent Sports Panel. The future of sport in Australia [R]. Canberra: Commonwealth of Australia, 2009.

⑤ Kalakanis L E, Goldfield G S, Paluch R A, et al. Parental activity as a determinant of activity level and patterns of activity in obese children[J]. Research Quarterly for Exercise and Sport, 2001, 72(3): 202 - 209.

⑥ Holm K, Wyatt H, Murphy J. Parental influence on child change in physical activity during a family-based intervention for child weight gain prevention[J]. Journal of physical activity & health, 2012, 9(5): 661 - 669.

⑦ Heitzler C D, Martin S L, Duke J. Correlates of physical activity in a national sample of children aged 9 - 13 years[J]. Preventive medicine, 2006, 42(4): 254 - 260.

信念；④ 能够陪伴孩子一起进行体育运动；⑤ 能够提供给孩子参与运动锻炼的交通便利。身体活动不足乃至相关的健康风险，从来都不是个体层面可以有效解决的问题，以家长为核心的家庭支持性环境是培养孩子健康的生活方式的关键所在。

第二节　身体活动水平的测量手段

一、身体活动主、客观测量工具的优势比对

身体活动不足的流行性筛查是探究身体活动水平与疾病健康风险相互关系、分布特征和发展趋势的重要环节，而身体活动与久坐行为能否准确测量将直接影响到疾病或健康风险的判断和预测，因此身体活动行为测量量规的选择是一个不可忽视的重要问题。通过有效量规的测试可以区分出不同活动的强度，而研究也证实了中等到大强度的身体活动水平才反映出促进健康的显著意义[1]，这也是身体活动流行病学的一个突出贡献所在。双标水法由于能够准确测量人体的能量消耗水平而被作为"金标准"来评定身体活动的强度[2]，然而，低效、繁复的测试工序和不堪其重的使用成本使得它在实验室中被"束之高阁"。调查问卷和运动传感器是目前使用最广泛的身体活动水平测量方法，能够从主观和客观的不同角度了解身体活动水平的动态变化情况，这也使得身体活动的流行性筛查成为可能。然而，这两种方法都存在各自明显的优缺点，尤其是无法统一的信效度问题至今仍困扰着世界各地的专家学者们。

Charles[3]认为非结构化的活动行为同样有助于增加人的健康，其研究显示，具有高强度非运动性（no-exercise）身体活动水平的女性，比低活动强度女性的慢性疾病患病风险要低 20%～25%。生活中随处可见的爬楼梯、搬重物、做家务……

① Steele R M, Van Sluijs EMF, Cassidy A, et al. Targeting sedentary time or moderate and vigorous-intensity activity: independent relations with adiposity in a population-based sample of 10-y-old British children[J]. American Journal of Clinical Nutrition, 2009, 90: 1185.
② Csizmadi I, Neilson H, Kopciuk K, et al. The Sedentary Time and Activity Reporting Questionnaire (STAR-Q): reliability and validity against doubly labeled water and 7-day activity diaries[J]. American journal of epidemiology, 2014, 180(4): 424-435.
③ Matthews C E, Jurj A L, Shu X O, et al. Influence of exercise, walking, cycling, and overall non exercise physical activity on mortality in Chinese women[J]. American Journal of Epidemiology, 2007, 165: 1343-1350.

这些非规律性的身体活动行为,达到一定活动强度和时间的累积也具有促进健康的积极作用。但是,问卷调查难于将所有类型的活动行为都囊括在问卷之内,既导致篇幅过大,可能也无法准确地测量。Howard[1] 认为,对于非运动性的身体活动行为,缺乏具有足够检测能力的工具和方法,可能会影响对其在健康风险识别和预防的准确判断。Sander[2] 在中学生身体活动的实验研究中,将佩戴加速度计作为干预手段,佩戴加速度计的实验组女生的中等身体活动水平,比对照组女生多了411 分钟/周。这表明了加速度计是一种能够给被试者提供直接、有效反馈的身体活动水平测量评价工具,客观上以目标导向的功能吸引青少年学生关注自己的活动行为,进而关注自身健康[3]。加速度计这类的运动传感器可以客观地记录被试者的能量消耗水平,进而了解其身体活动强度。需要注意对是,身体活动隐含着多种动态变化的信息,不同的活动类型所产生的健康效益和影响因素也有所区别[4]。这些基于能量消耗水平的客观性测量工具,可能无法解释各种类型的身体活动所具有的差异化的健康意义。

问卷调查在身体活动水平的流行性普查中广泛地被应用,而以加速度计为代表的客观性测量方法是今后发展的必然趋势[5],根据国际性和全国性研究项目的经验,问卷调查法可能还无法找到更合适的工具被替代,因此,问卷调查依旧是目前实施身体活动不足流行性筛查的主要方法和工具。

二、问卷调查——身体活动大规模流行性筛查的主要手段

(一)身体活动主、客观测量相结合的专门性调查

2012 年,美国卫生统计中心开始启动了全国青少年体能调查(NHANES National Youth Fitness Survey,NNYFS)[6],主要调查全美 3~15 岁儿童青少年的

① Howard D Sesso. Invited commentary: a challenge for physical activity epidemiology[J]. American Journal of Epidemiology, 2007, 165(12): 1351 – 1353.
② Sander M Slootmaker, MAI J M. Chinapaw, et al. Accelerometers and internet for physical activity promotion in youth? Feasibility and effectiveness of a minimal intervention[J]. Preventive Medicine, 2010, 51: 31 – 36.
③ Paschali A A, Goodrick G K, Kalantzi-Azizi A, et al. Accelerometer feedback to promote physical activity in adults with type 2 diabetes: a pilot study[J]. Perceptual and Motor Skills, 2005, 100 (1): 61 – 68.
④ Dishman R K, Sallis J F, Orenstein D R. The determinants of physical activity and exercise[J]. Public Health Reports, 1985, 100(2): 158 – 171.
⑤ Corder K, Van Sluijs E M. Invited commentary: comparing physical activity across countries-current strengths and weaknesses[J]. American Journal of Epidemiology, 2010, 171(10): 1065 – 1068.
⑥ Borrud L, Chiappa M, Burt V, et al. National Health and Nutrition Examination Survey: National Youth Fitness Survey plan, operations, and analysis [R]. Washington, D. C: National Center for Health Statistic, Vital Health Stat, 2014.

身体活动水平和体质健康水平。NNYFS 尝试了运用问卷调查和加速度计相结合的方式测量儿童青少年的身体活动水平。其中,加速度计的使用是抽测了 1 500 名学生,要求连续佩戴 7 天(包括游泳和洗澡)而获取其身体活动水平数据。而调查问卷主要针对 12~15 岁青少年日常运动的时间、强度、频率和 MVPA 以及相关的久坐行为。

全国健康与营养调查(National Health and Nutrition Examination Survey,NHANES)[1]是美国实施的另一项全国性的大型调查研究项目,每年对全美约 5 000 人进行心血管疾病、肥胖、体质健康等全方面地进行调查。其中,对于身体活动水平也是采用了主客观相结合的方式进行调查,在 2003—2006 年期间采用加速度计连续 7 天测量 6 岁以上儿童青少年的身体活动水平;同时,移动检测中心也通过访谈的方式调查受试学生的身体活动类型、时长和久坐行为等数据信息(1999—2010),通过主客观两种方法来验证彼此测量的准确性,这也是当今身体活动流行病学研究的趋势。

(二) 身体活动与健康行为潜在关系的综合性调查

2010 年,美国疾病与预防控制中心启动了全国青少年身体活动与营养调查(National Youth Physical Activity and Nutrition Survey,NYPANS)[2],围绕身体活动和营养膳食对 9~12 年级的高中生进行的大规模的流行性调查,着重关注身体活动与 BMI、营养之间的关系,对 50 个州的 11 429 名学生进行了 7 天回顾式的问卷调查/电话访谈[3]。青少年风险行为调查(Youth Risk Behavior Surveillance System,YRBSS)[4]是由美国针对 9~12 年级学生建立的青少年风险行为调查系统,围绕疾病的健康风险和肥胖而每两年进行一次调查。其中,在身体活动部分主要询问学生日常进行身体活动的时长、强度和频率,以及影响身体活动与久

---

① ZIPF G, Chiappa M, Porter K S, et al. National Health and Nutrition Examination Survey: Plan and operations, 1999 - 2010[R]. Hyattsville, MD: National Center for Health Statistics. Vital Health Stat 1 (56), 2013.

② Centers for Disease Control and Prevention (CDC). Adolescent and School Health. National Youth Physical Activity and Nutrition Study [R]. Atlanta, GA: U. S. Centers for Disease Control and Prevention, 2012.

③ Lowry R, Lee S M, Fulton J E, et al. Obesity and other correlates of physical activity and sedentary behaviors among U. S. high school students[J]. Journal of obesity, 2013: 276 - 318.

④ Eaton D K, Kann L, Kinchen S, et al. Youth risk Behavior Surveillance-United States, 2011[J]. MMWR SurveillSumm, 2010, 59(SS - 5): 1 - 168.

坐行为的主要因素,并将两者的关系做以对比。学龄儿童健康行为调查(Health Behaviour in School-Aged Children, HBSC)[1][2]是由 WHO 欧洲区办公室组织发起的一项合作研究项目,主要测试 11~15 岁青少年的身体活动、久坐行为、饮食习惯等综合性的健康行为,通过问卷调查的方式了解青少年的身体活动强度,来自欧洲和北美洲 43 个国家的超过 20 万名青少年参与到了其中。全球学校学生健康调查(Global School-Based Student Health Survey, GSHS)[3]是一项跨国家、跨地域、跨民族文化的大型学生健康普查项目,由 WHO、联合国际儿童基金会、联合国教科文组织等共同发起的全球性普查研究。来自全球 87 个国家的儿童青少年(13~17 岁)通过问卷调查法被询问了包括身体活动在内的青少年十大健康行为。

本书还整理了世界各国儿童青少年乃至成人身体活动调查问卷的研制和使用情况(见表 2.1)[4],调查问卷的形式被广泛应用于各个国家的身体活动流行病学研究之中,调查问卷的使用以 7 天回顾式自填问卷和身体活动日志为主要形式,并有大量成人问卷已在医学研究项目和诊疗建议反馈之中得到应用。由此可见,对于儿童青少年乃至成年人的身体活动调查问卷的研制,集中于两千年初的 10 年期间,种类繁多但大同小异,而活动的时间、强度、类型是被关注最多的基本要素,用以考察与其他影响因素之间的潜在关系。以美国、加拿大、澳大利亚、英国为代表的西方发达国家引领了该领域的前进与发展,2010 年之后已鲜有研制身体活动问卷的成果发表,较多地是进行不同语言、人群特征的检验与使用,一定程度上反映了对于该工具的优缺点的认识已形成共识,问卷调查法仍然是国际上儿童青少年身体活动流行性筛查的主要手段,国际性的大型研究项目逐渐尝试使用运动传感器和问卷调查相结合的方法进行身体活动水平的测量,也是兼顾效率和质量发展的必然选择。

---

① Currie C, Zanotti C, Morgan A, et al. Social determinants of health and well-being among young people: HBSC international report from the 2009/2010 survey[R]. Copenhagen: World Health Organization, Regional Office for Europe, 2012.

② WHO Collaborative Cross-National Study (HBSC) International Coordinating Centre. Health Behaviour in School-Aged Children: A World Health Organization Collaborative Cross-national Study[R]. Geneva: World Health Organization, 2011.

③ World Health Organization. Global School-Based Student Health Survey[R]. Geneva: World Health Organization, 2011.

④ National Cancer Institute. Physical Activity Questionnaires (PAQ) Validation Studies. http://epi. grants. cancer. gov/paq/validation. html? & url=/paq/validation. html. 2016.

表 2.1　世界各国身体活动调查问卷一览表

序号	问　　卷	地　区	时间	对　象
1	Physical Activity Questionnaires for Children (PAQ-C)	加拿大	2004	儿童青少年
2	Physical Activity Questionnaires for Adolescents (PAQ-A)	加拿大	2004	儿童青少年
3	Fels physical activity questionnaire for children	美　国	2005	儿童青少年
4	School Health Action, Planning and Evaluation System (SHAPES) physical activity questionnaire	加拿大	2006	儿童
5	Swedes Adolescent Physical Activity Questionnaire (SAPAQ)	挪　威	2006	儿童青少年
6	Children's Physical Activity Questionnaire (CPAQ)	英　国	2009	儿童青少年
7	Youth Physical Activity Questionnaire (YPAQ)	英　国	2009	儿童青少年
8	Arab Teens Lifestyle Study (ATLS)	沙　特	2011	青少年
9	Youth Activity Profile (YAP)	美　国	2012	儿童青少年
10	Ainsworth New Physical Activity Questionnaire (N-PAQ)	英　国	2000	成人
11	Walking Adherence Questionnaire (WAQ)	美　国	2000	成人
12	Kaiser Physical Activity Survey (KPAS)	美　国	2000	成人
13	Arizona Activity Frequency Questionnaire (AAFQ)	美　国	2001	成人
14	Modified Baecke Questionnaire (MBAQ)	新西兰	2001	成人
15	Allied Dunbar National Fitness Survey (ADNFS)	美　国	2002	成人
16	Campbell Survey on Well-Being in Canada Physical Activity Monitor (PAM)	加拿大	2002	成人
17	Historical Leisure Activity Questionnaire (HLAQ)	美　国	2002	成人
18	Auckland Heart Study (AHS) Physical Activity Questionnaire	新西兰	2003	成人
19	International Physical Activity Questionnaire (IPAQ)	国　际	2003	成人
20	Paffenbarger Physical Activity Questionnaire (PPAQ)	美　国	2003	成人

（续表）

序号	问　　卷	地　区	时间	对　象
21	Physical Activity Scale (PAS)	丹　麦	2003	成人
22	Short Questionnaire to assess Health-enhancing Physical activity (SQUASH)	荷　兰	2003	成人
23	Physical Activity Recall Instrument (PARI)	澳大利亚	2003	成人
24	Seven Day Physical Activity Recall (PAR)	美　国	2004	成人
25	Behavioral Risk Factor Surveillance System-New Walking Module	美　国	2004	成人
26	Minnesota Leisure-time Physical activity questionnaire (MLTPAQ)	美　国	2004	成人
27	Brunel lifestyle physical activity questionnaire (BLPAQ)	英　国	2005	成人
28	Finnish Multidimensional Health Assessment Questionnaire (MDHAQ) and Finnish Health Assessment Questionnaire (HAQ)	芬　兰	2005	成人
29	Leisure Time Physical Activity Instrument (LTPAI) and Physical Activity at Home and Work Instrument (PAHWI)	瑞　典	2005	成人
30	Two Question and Three Question Physical Activity Assessment	澳大利亚	2005	成人
31	Occupational Physical Activity Questionnaire (OPAQ)	美　国	2005	成人
32	Health-enhancing physical activity (HEPA) and Office in Motion Questionnaire (OIMQ)	瑞　士	2006	成人
33	Lagerros Usual Daily Physical Activity Instrument (LUDPAQ)	瑞　典	2006	成人
34	Past Year Total Physical Activity Questionnaire (PYTPAQ)	加拿大	2006	成人
35	Physical Activity Assessment Tool (PAAT)	美　国	2006	成人
36	Shanghai Men's Health Study physical activity questionnaire (SMHPAQ)	美　国	2007	成人
37	Behavioral Risk Factor Surveillance System physical activity questions	美　国	2007	成人
38	Historical Physical Activity Questionnaire (HPAQ); Harvard Alumni Activity Survey (HAAS)	美　国	2007	成人

（续表）

序号	问　卷	地　区	时间	对　象
39	Flemish Physical Activity Computerized Questionnaire (FPACQ)	比利时	2007	成人
40	Nord-Trondelag Health Study (HUNT) Physical Activity Questionnaire	挪　威	2008	成人
41	Australian Women's Activity Survey (AWAS)	澳大利亚	2009	成人
42	Global Physical Activity Questionnaire (GPAQ)	国　际	2010	成人
43	Active Australia Survey (AAS)	澳大利亚	2011	成人
44	Occupational Sitting and Physical Activity Questionnaire (OSPAQ)	澳大利亚	2012	成人
45	Physical Activity Scale for the Elderly (PASE)	美　国	2001	老人
46	CHAMPS Activities Questionnaire for Older Adults (CHAMPS)	美　国	2001	老人
47	Stanford Usual Physical Activity Questionnaire (SUPAQ)	美　国	2001	老人
48	Physical Activity Scale for the Elderly (PASE)	美　国	2004	老人
49	Yale Physical Activity Survey (YPAS)	美　国	2004	老人
50	One-Page Questionnaire of Physical activity (VITAL-study)	美　国	2004	老人
51	Longitudinal Aging Study Amsterdam (LASA)-Physical Activity Questionnaire (LAPAQ)	荷　兰	2004	老人
52	Community Healthy Activities Model Program for Seniors (CHAMPS) questionnaire	美　国	2006	老人
53	Rapid Assessment of Physical Activity (RAPA)	美　国	2006	老人
54	Stanford Brief Activity Survey (SBAS) of on-the-job activity and leisure-time activity	美　国	2006	老人
55	The Modified Baecke Questionnaire (MBQ)	荷　兰	2008	老人
56	Single Question physical activity questionnaire (SQPAQ)	新西兰	2008	老人
57	The Telephone Assessment of Physical Activity (TAPA)	美　国	2008	老人
58	Neighborhood Physical Activity Questionnaire (NPAQ)	香　港	2011	老人

注：本表仅收录、整理了 2000 年以后研制和发布的原创性身体活动调查问卷。

三、运动传感器——从主观向客观测量方法转变的必然趋势

身体活动流行病学研究中一个有待解决的问题是身体活动水平评价工具和指标的标准化,运动传感器(加速度计、计步器、运动手表、智能手机)的快速兴起给人们娱乐生活带来了新的乐趣,但是用于科学研究的身体活动与久坐行为的测量却还存在着严谨性、有效性的挑战。加速度计能够连续性长时间地存储身体活动和久坐行为数据,并能够根据 Bount 数值划分出身体活动水平的强度。作为客观性测量工作,已有大量的国内外研究验证了它的有效性[1]。而全球定位系统(Global Positioning Systems,GPS)和穿戴式智能设备也伴随着科技的进步开始走入人们的日常生活之中,其独特的功能特点也为身体活动测量与评价提供了新的思路。

(一) 全球定位系统——自然生活状态下身体活动轨迹的追踪

全球定位系统对于人们物理位置移动的监测记录功能是其他设备无法替代的,这有助于研究者更清晰地理解儿童青少年日常活动行为与社会环境的互动关系,并且已有学者开始将 GPS 与加速度计共同应用于身体活动水平测量和物理环境影响因素的研究之中。Jones[2] 对 100 名学龄儿童的观察发现,受试者一天的MVPA 分布从高到低分别是花园(24.0%)、街道(18.9%)、农田(13.6%)、公共绿地(11.8%)、公园(7.3%)、林地(3.0%)。GPS 作为分类信息获取到了儿童活动行为的特征。同样根据 GPS 的数据显示[3],居住人口或房屋密集场所附近是受试者最频繁的活动地点,尤其是室内活动的 MVPA 达到了 72.6%,该比例在周末更是高达 78.7%[4],GPS 的功能特性直观地反映了孩子们户外活动时间偏少的活动行为特征。Benedict 的研究发现,儿童每天大部分时间都是待在学校或家中室内,仅有 13%的时间在户外活动,但值得注意的是,这仅有的 13%时间却贡献了全天

① LE Masurier G C, Tudor-Locke C. Comparison of pedometer and accelerometer accuracy under controlled conditions[J]. Medicine and Science in Sports Exercise, 2003, 35: 867 - 871.
② Jones A P, Coombes E G, Griffin S J, et al. Environmental supportiveness for physical activity in English schoolchildren: a study using global positioning systems[J]. International Journal of Behavioral Nutrition and Physical Activity, 2009b, 6: 42.
③ Rodríguez D A, Brown A L, Troped P J. Portable global positioning units to complement accelerometry-based physical activity monitors[J]. Medicine and Science in Sports and Exercise, 2005, 37(11 Suppl): S572 - S581.
④ Kate Lachowycz, Andrew P Jonesa, Angie S Page. What can global positioning systems tell us about the contribution of different types of urban greenspace to children's physical activity? [J]. Health Place, 2012, 18(3): 586 - 594.

MVPA 的 35%[1]。学生上下学的交通出行方式也被作为非结构化的活动行为影响其整体的身体活动水平，GPS 监测的学生位移路径显示了乘车上下学的同学(608.7±264.1 counts/min)，其平均位移比走路的同学(878.8±387.6 counts/min)低了 43%，从 MVPA 的项目分布来看，仅上下学的路上产生的 MVPA 占到了一整天 MVPA 的 11%之多[2]。这清晰地表明了儿童青少年户外活动时间较少的现状，却对 MVPA 产生较大贡献的尴尬。

　　GPS 具有一个无可比拟的优点在于，能够客观地跟踪和定位学生在自然生活状态下的身体移动轨迹，通过与加速计搭配使用可以客观地了解学生的活动行为，尤其是 MVPA 的发生地点，有助于更有针对性地了解外界因素对其活动行为的影响。

(二) 穿戴式智能设备——基于身体活动目标设定的自我监管

　　2007 年，"量化自我"这个新名词在《Wired》杂志一经发布就迅速得到了社会各界的广泛关注[3]。《The New York Times》关于"个人活动数据采集"的系列文章更是对"量化自我"热潮推波助澜。继智能手机之后，计步器、加速度计、智能手表、智能手环等这些具有"量化自我"功能的穿戴式设备成为人们生活中的新宠。一般的穿戴式设备都包含基本的步数计算功能，以此作为身体活动水平的反馈，其特点是与智能手机的无缝对接，即时地实现数据传输和反馈。穿戴式产品的功能属性吸引人之处在于，通过活动目标的设定形成了自我监管机制。另外，每天行走的步数成了社交的虚拟"货币"，在互动过程中产生了量化自我之外的新的社交属性，激发了更高的活动参与性，这也是身体活动流行病学需要紧随时代发展，持续关注和研究的重要社会现象。

　　《2018 年全球移动市场报告》显示，全球已有 31 亿部智能手机用户[4]，智能手机甚至已经成为人们身体的一个组成部分，时刻离不开它。身体活动流行病学也可以在此找到切入点，发展身体活动测量及干预手段与智能手机应用程序(Application，APP)的结合。Bort-Roig 总结了智能手机应用于身体活动研究的

① Benedict Wheeler, Ashley Cooper, Angie Page, et al. Greenspace and children's physical activity: A GPS/GIS analysis of the PEACH project[J]. Preventive Medicine, 2010, 51(2): 148 – 152.
② Ashley Cooper, Angie Page, Benedict Wheeler. Mapping the walk to school using accelerometry combined with a global positioning system[J]. American Journal of Preventive Medicine, 2010, 38(2): 178 – 183.
③ Lee V R. What's Happening in the "Quantified Self" Movement? [C]. ITLS Faculty Publications. Logan, Utah: ICLS 2014 Proceedings, 2014: 491.
④ Newzoo. Global smartphone and tablet tracker [EB/OL]. https://newzoo.com/solutions/standard/tracking-data/smartphone-and-tablet-tracker. 2019 – 01 – 14.

3个优点：目标设定与实时反馈的引导；连续性的自我监测与管理功能；互动性的社会网络支持效应[1]，"自我监控""目标设定"与"表现反馈"是应用程序中被使用最多的功能[2]。Kirwan[3]的研究显示，经过3个月的智能手机干预，通过APP进行身体活动水平自我监督的实验组保持了平均10 000步/天的活动量，而对照组只有4 000步/天。Liam[4]使用同类型的研究方法应用于初级卫生保健，同样实现了每天活动步数的显著增加（1 029步/天）。身体活动类型、强度等主观性的调查问题与APP相结合，可能会带来更多有价值的信息，以及对儿童青少年身体活动的干预起到更好地促进作用[5]。

需要注意的问题是，种类繁多的穿戴式智能设备，其数据采集的内部算法和标准并不统一，尤其是它们的准确性能否满足科学研究的要求，都还需要仔细论证。Tully发现智能手环与计步器对步数测量的一致性较高[6]，但Meredith[7]的研究结果却有所不同，恰恰是智能手环测量的步数的波动最大（$-22.7\% \sim -1.5\%$＜实际步数），准确性差于智能手机，而准确性最高的是计步器和加速度计（-0.3%＜实际步数＜1.0%）。穿戴式智能设备在不同活动类型应用中，智能手表表现出了较高的识别率（89%），坐、走、跑、骑车、上下楼梯等类型的活动均被识别出来[8]。由此可见，不同种类的智能产品，以及同一种类而不同品牌产品在不同的研究中反映出了较大的差异。如果用于医学诊断或身体活动水平的普查，其准确性还有待推敲，但是作为干预手段引导人们积极运动是一种很好的尝试。面世更早、技术也更加成熟的加速度计和计步器，在数据采集上的准确性被普遍认可。

[1] Bort-Roig J, Gilson N D, Puig-Ribera A, et al. Measuring and influencing physical activity with smartphone technology: a systematic review[J]. Sports Medicine, 2014, 44(5): 671-686.
[2] Middelweerd A, Mollee J S, Van Der Wal C, et al. Apps to promote physical activity among adults: a review and content analysis[J]. International Journal of Behavioral Nutrition and Physical Activity, 2014, 11(1): 97.
[3] Kirwan M, Duncan M J, Vandelanotte C, et al. Using smartphone technology to monitor physical activity in the 10,000 steps program: a matched case-control trial[J]. Journal of Medical Internet Research, 2012, 14(2).
[4] Glynn L G, Hayes P S, Casey M, et al. Effectiveness of a smartphone application to promote physical activity inprimary care: the SMART MOVE randomised controlled trial[J]. British Journal of General Practice, 2014, 64(624): e384-e391.
[5] Lowry R, Lee S M, Fulton J E, et al. Obesity and other correlates of physical activity and sedentary behaviors among U.S. high school students[J]. Journal of obesity, 2013: 276-318.
[6] Tully M A, Mcbride C, Heron L, et al. The validation of Fibit Zip TM physical activity monitor as a measure of free-living physical activity[J]. BMC research notes, 2014, 7(1): 952.
[7] Case M A, Burwick H A, Volpp K G, et al. Accuracy of smartphone applications and wearable devices for tracking physical activity data[J]. JAMA, 2015, 313(6): 625-626.
[8] Guiry, Van De Ven P, Nelson J. Multi-sensor fusion for enhanced contextual awareness of everyday activities with ubiquitous devices[J]. Sensors, 2014, 14(3): 5687-5701.

2004年,针对加速度计测量的信效度、数据处理方法等问题,流行病学、运动医学等领域的学者倡议和召开了学术研讨会[1],一致肯定了加速度计这种客观性的测量方法在身体活动流行病学研究中的意义和价值。跑步机上步数的精确计量与不同品牌计步器的一致性高达98.5%以上,在步数测量方面具有较高的准确性[2],但对于步速过慢或过快[3]或者佩戴的位置都可能影响它的精准度[4]。计步器因为简单、准确、低成本这些优点而被广泛应用于身体活动流行病学研究之中。早在1953年,加速度计便开始被用来测量步态速度和加速度[5],随着技术的革新而身体活动水平测量的精确性也逐渐得到提升,使得活动强度和久坐行为界定标准的提出成为可能,也一定程度上推动和加快了身体活动流行病学的研究步伐。

现代科技革新的脚步不可阻挡地涉足了人们生活的各个角落,身体活动水平的测量工具和方法的发展趋势也是如此,通过客观性的测评工具在动态过程中完成身体活动水平的测量。社会的不断进步使得人们开始有机会享用这样的文明成果,作为一新兴的科技手段,加速度计数据测量的准确性和有效性得到国内外研究的验证。然而,对于儿童青少年的大规模流行性调查,其方案设计始终需要考虑调查活动的可操作性。由此看来,主观式的问卷调查也仍不会退出历史舞台,但是可能会转移到智能手机终端或网络问卷等不同形式,主观和客观相结合的研究方法值得身体活动流行病学发展过程中去不断地探索。

第三节　身体活动不足的健康危害及预防措施

一、身体活动不足的健康危害

(一) 身体活动不足与"肥胖易感环境"

肥胖的发生与身体活动不足有着密不可分的联系,而肥胖可能增加患心血管

---

① Troiano, R P. A timely meeting: objective measurement of physical activity[J]. Medicine and Science in Sports and Exercise, 2005, 37(11): S487.

② Karabulut M, Crouter S, Bassett J R D. Comparison of two waist-mounted and two ankle-mounted electronic pedometers[J]. European Journal of Applied Physiology, 2005, 95(4): 335 – 343.

③ Butte N F, Ekelund U, Westerterp K R. Assessing physical activity using wearable monitors: measures of physical activity[J]. Medicine and science in sports and exercise, 2012, 44(1 Suppl 1): S5 – S12.

④ Guo Li Y, Kankanhalli M S, Brown M S. An evaluation of wearable activity monitoring devices[C]. Proceedings of the 1st ACM international workshop on Personal data meets distributed multimedia. Barcelona, Spain: ACM Multimedia Conference, 2013: 31 – 34.

⑤ Inman V, Eberharthd. The major determinants in normal and pathological gait[J]. The journal of bone & joint surgery, 1953, 35: 543 – 558.

疾病的健康风险[①]，也是身体活动流行病学所关注的焦点问题。季成叶认为，当今社会由"动"趋"静"的生活方式和缺乏身体活动的现状造就了"肥胖易感环境"的形成[②]，这可能是导致我国儿童青少年肥胖检出率持续增长的症结所在。身体活动流行病学正是研究身体活动不足与疾病风险的内在关系，并了解儿童青少年肥胖的发展变化趋势，预防肥胖及其相关的健康风险。

Kayman[③]针对身体活动与体重变化关系进行了实验研究，根据干预后的体重变化情况划分成了"反弹组""维持组""控制组"三个组别，结果显示，他们日常进行身体活动的比例分别是 34%、82% 和 90%。这表明了较高身体活动水平对体重变化的积极影响作用，而身体活动不足则影响了肥胖的干预效果。Laurson 研究发现，身体活动水平不足或看电视、使用电脑等视频类相关的活动时间过长的人，其肥胖发病率可能是正常人群的 3～4 倍[④]。值得注意的是，对于不同身体活动的时间、强度和类型所产生的不同健康效益，还需要准确、有效的统计学方法来解释身体活动与体重变化的内在关系，而肥胖、身体活动、久坐行为之间可能不是简单的线性关系，也决定了促进健康的干预手段也应该是对症下药且多管齐下。

肥胖的运动干预，尤其是减脂后的体重保持始终是一项难题，人们生活在"肥胖易感环境"的日常生活里，实际上是无法完全与之隔离而不影响实验效果。因此，预防和控制肥胖的发生才最应该是花费精力解决的问题，身体活动水平涵盖了生活中各种形式的活动类型，儿童青少年整体身体活动水平的提升应该是肥胖的预防和控制的有效手段，而这种健康效益的产生最终指向的还是发展积极、健康的生活方式。

(二) 身体活动不足与久坐行为独立性

长期久坐不动是工作、学习、生活中都随处可见的一种生活"常态"，导致了身

① Ogden C L, Carroll M D, Flegal K M. High body mass index for age among us children and adolescents, 2003-2006[J]. JAMA, 2008, 299(20): 2401.
② 季成叶. 儿童肥胖流行和肥胖易感环境[J]. 中国学校卫生, 2006, 27(6): 464-466.
③ Kayman S, Bruvold W, Stern J S. Maintenance and relapse after weight loss in women: behavioral aspects [J]. American Journal of Clinical Nutrition, 1990, 52: 800-807.
④ Laurson K R, Eisenmann J C, Welk G J. Combined influence of physical activity and screen time recommendations on childhood overweight[J]. J Pediatr, 2008, 153(2): 209-214.

体活动的严重不足。加拿大[①]、澳大利亚[②]、新加坡[③]以及我国[④]都提出了儿童青少年每天视频类久坐活动的时间不应超过 2 小时的建议,且有研究发现久坐行为是一种独立的健康风险因素,即儿童青少年如果出现了久坐行为,可能不受其他因素的干扰,而对肥胖和活动水平产生直接的影响[⑤]。这意味着如果不能控制或有效降低儿童青少年的久坐行为,那么对抗击肥胖或促进身体活动水平的引导和干预效果可能会受到抑制。欧洲五国(德国、匈牙利、希腊、比利时、挪威)的调查研究显示[⑥],每天达到了 60 分钟及以上 MVPA 的儿童青少年,仍然具有较长的久坐时间,其中以使用电脑时间最长(50%以上)。儿童青少年乃至整个社会似乎进入了以久坐不动为表现形式的新时代,但是人们的身体机能显然并没有跟上"新生活"变化的步伐,而久坐行为导致的健康危害可能无法通过增加身体活动或增强体能的方式来弥补。Sallis 综述了青少年身体活动与久坐行为的相关研究报道,结果显示了身体活动水平与久坐时间呈现了显著的负相关,且在校外与周末的久坐时间更为严重[⑦]。另外,不同性别、体重状态、运动兴趣以及家长的身体活动水平都与孩子的身体活动行为具有显著的相关性[⑧],可见身体活动与久坐行为之间可能存在着更为复杂的交互关系。

身体活动水平较高不代表就没有严重的久坐行为,反之亦然,因此两者的关系需要重新审视,久坐行为是一种不受身体活动水平干扰的独立的健康风险因素[⑨]。青少年每天用于家庭作业、交通出行、静坐聊天等类型的久坐行为容易被忽视掉,

① Canadian Society for Exercise Physiology. Canadian physical activity guidelines Canadian sedentary behaviour guidelines[R]. Ottawa: Canadian Society for Exercise Physiology, 2012.

② Australian Government's Department of Health. Australia's physical activity and sedentary behaviour guidelines[R]. Woden Town Centre: Australian Government's Department of Health, 2014.

③ Health Promotion Board. National physical activity guidelines for children and youth aged up to 18 years: professional guide[R]. Singapore: Health Promotion Board, 2012.

④ 陈春明. 中国学龄儿童少年超重和肥胖预防与控制指南[M]. 人民卫生出版社,2008:13-38.

⑤ Hanley, A J, Harris, S B, Gittelsohn J, et al. Overweight among children and adolescents in a native Canadian community: Prevalence and associated factors[J]. The American Journal of Clinical Nutrition, 2000, 71: 693-700.

⑥ Nanna Lien, Frøydis N Vik, Sveinung Berntsen, et al. A school-based and family-involved intervention to reduce and break up sitting time among European 10-12 year olds-systematic development and formative evaluation[R]. Kristiansand, Norway: Universitetet i Agder, 2014.

⑦ Sallis J F, Prochaska J J, Taylor W C. A review of correlates of physical activity of children and adolescents[J]. Medicine and science in sports and exercise, 2000, 32(5): 963-975.

⑧ King A C, Parkinson K N, Adamson A. J, et al. Correlates of objectively measured physical activity and sedentary behaviour in English children[J]. The European Journal of Public Health, 2011, 21(4), 424-431.

⑨ N Pearson, R E Braithwaite, S J H Biddle, et al. Associations between sedentary behaviour and physical activity in children and adolescents: a meta-analysis[J]. Obesity Reviews, 2014, 15: 666-675.

从而导致无法正确认识和评估其活动行为[1],也就使得身体活动与久坐行为的关系不够清晰和明确。实际上,久坐行为不只是人们活动行为的连续性被打破,也意味着人们因此需要承担更高的疾病患病风险。身体活动流行病学研究同样关注久坐行为和身体活动不足的健康风险。如今,智能手机几乎成为人们身体的一部分,没有哪个时代比现在更让人"需要"手机,而它实际上也"绑架"和束缚了儿童青少年的活动时间和活动行为。这些科学技术的发明致力于将人们的生活推向了便利、舒适、安逸的极致,也同时预示着"生活方式"革命的到来,"革命"也就自然要付出代价,也许人们健康水平的下降就是"代价"之一。面对久坐行为、身体活动和健康风险的复杂关系,也是值得身体活动流行病学深入研究的热点之一。

二、身体活动不足的预防措施

身体活动影响因素的识别和验证正是为了后续的预防和控制身体活动不足提供科学的参考依据,也是身体活动流行病学研究的落脚点。身体活动不足的预防和干预应该以学校为中心,将学生、教师和家长共同纳入可持续发展的行动计划之中。但是学校里繁重的课业负担影响了学生的身体活动时间及其健康效益。因此,学校作为儿童青少年活动最为集中、与他人交往互动最为频繁的场所,应该是儿童青少年健康行动计划的主要阵地。

(一)基于身体活动的全员一体化实施框架

1999年,GregoryWelk[2]在社会生态学理论基础上提出了"青少年身体活动促进模型"(Youth Physical Activity Promotion Model,YPAPM),通过个体(内部)与环境(外部)的多方面因素来分析青少年的身体活动行为,进而提供有针对性的运动处方和指导方案(见图2.1)。Ridgers对英格兰儿童的研究发现[3],运动过程中良好的个人体验以及家庭和学校提供的支持环境是影响孩子身体活动的关键因素,而家长陪伴孩子一起运动可以提高他们积极的运动体验,进而提升孩子的身体活动水平以及自主运动的行为习惯。而学校是否提供灵活、充分的活动空间和设

---

[1] Gorely T, Marshall S J, Biddle S J, et al. The prevalence of leisure time sedentary behaviour and physical activity in adolescent girls: an ecological momentary assessment approach[J]. International Journal of Pediatric Obesity, 2007, 2: 227-234.

[2] Welk G J. The youth physical activity promotion model: a conceptual bridge between theory and practice [J]. Quest, 1999, 51(1): 5-23.

[3] Ridgers N D, Fairclough S J, Stratton G. Variables associated with children's physical activity levels during recess: the A-CLASS project[J]. International journal of Behavioral Nutrition and Physical Activity, 2010, 7(1): 74.

施也是影响学生活动行为的因素之一。活动设施和活动空间的缺乏影响学生课间活动的活跃程度,也反映出了整体身体活动水平较低的行为模式特征。Hammonds发现,儿童在校内期间低强度活动或久坐不动的时间高达91%,远远达不到每天60分钟MVPA的建议标准(MVPA=32.2分钟/天)[①]。

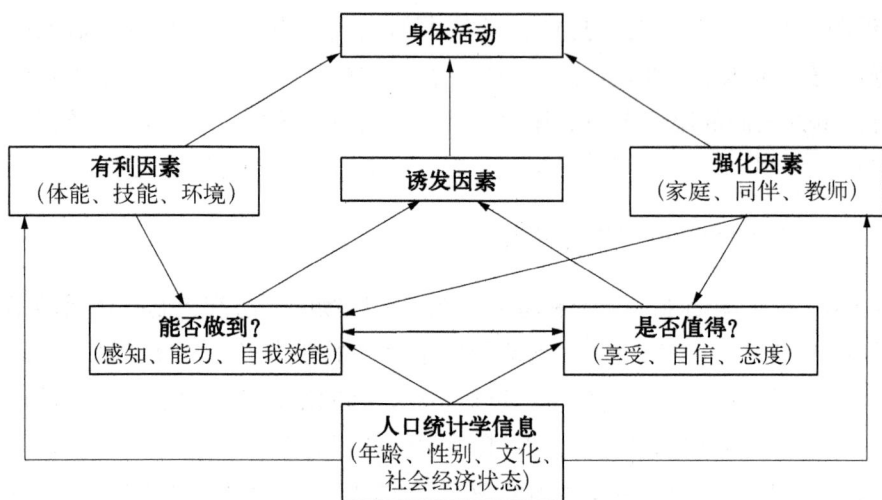

图2.1　青少年身体活动促进模型

2013年,美国医学研究所发布的报告《Educating the students body：Taking physical activity and physical education to school》[②],首次提出了"学校一体化的解决路径(A Whole-of-School Approach)",强调学校应建立全面的支持性系统,将儿童青少年的身体活动水平置于整个学校背景之下进行综合考虑,使学校各个学科的教师和职能部门乃至周围环境,都一起学习和营造促进身体活动的学习、生活环境,因为孩子的健康从来都不只是学校体育的事情,也需要教育和卫生部门的参与。儿童青少年的健康本身就是由复杂的个人和社会因素共同影响的,所以任何单方面措施的干预效果可能都不够理想,尤其是对于促进学生健康水平及其活动行为的可持续发展,需要协调多个方面的资源和力量,形成以学校为核心,辐射周边的学生健康促进共同体。而该一体化的解决路径需要政策、资金等各方面的支

① Hammonds C. Factors associated with physical activity in kindergarten children[R]. Houston：University of Texas Health Science Center at Houston, 2014.
② Kohl III H W, Cook H D. Educating the student body：Taking physical activity and physical education to school[M]. Washington, D. C：National Academies Press, 2013：S - 6.

持为健康行动计划方案保驾护航,从而形成整个学校共同参与的一体化的支持环境[1](见图 2.2)。

经过"学校一体化的解决路径"10 个月的活动干预,计步器记录的数据显示,对照组增加了 1 527 步/天,但是显著低于干预组增加的 3 059 步/天[2],融合了政策、制度、环境以及课程的一体化的健康解决路径,有效提升了学生的 MVPA 水平[3]。教师的教学内容有学科划分,但是学生的健康不分学科、不分职能,每个个体都是学校应该关注的对象,而学校的全员参与构建和实施学校一体化解决路径的关键所在。其中,培训普通教师使其具备帮助学生改善健康水平的意识、方法和能力是一项关键任务,使得一体化解决路径形成一个完整的闭环。但是,全员参与下的教师是否具备足够的责任意识,是否认为超出了正常的工作范畴[4],是否有效、准确的落实行动计划方案,都是该一体化路径需要时刻考察的问题。

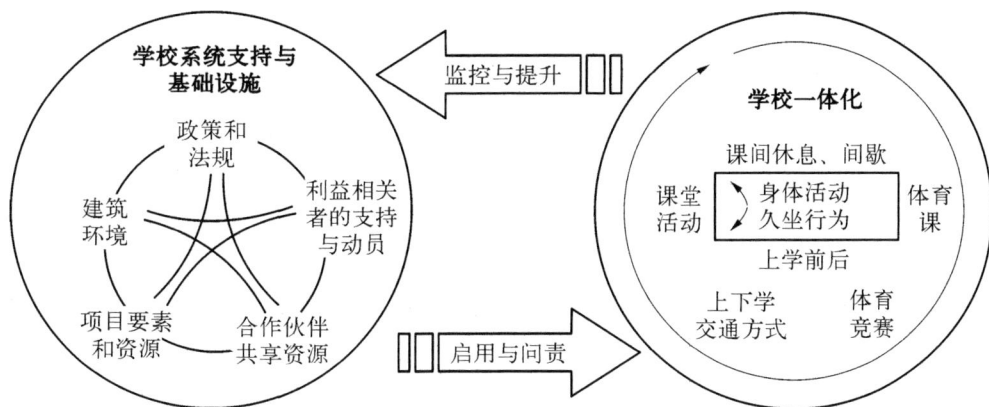

图 2.2　学校一体化解决路径

(二) 基于身体活动的学校综合性干预措施

1991 年,Robert 和 Sonja 设计和实施了儿童青少年心血管健康试验研究项目

① Kohl III H W, Cook H D. Educating the student body: Taking physical activity and physical education to school[M]. Washington, D. C: National Academies Press, 2013: 1 - 8.
② Trish Gorely, Mary E Nevill, John G Morris, et al. Effect of a school-based intervention to promote healthy lifestyles in 7 - 11 year old children[J]. International Journal of Behavioral Nutrition and Physical Activity, 2009, 6: 5.
③ Haerens L, De Bourdeaudhuij I, Maes L, et al. School-based randomized controlled trial of a physical activity intervention among adolescents[J]. Journal of Adolescent Health, 2007, 40(3): 258 - 265.
④ Leger L S, Kolbe L, Lee A, et al. School health promotion. In Global perspectives on health promotion effectiveness[M]. New York: Springer, 2007: 107 - 124.

(Children and Adolescent Trial for Cardiovascular Health，CATCH)，主要包含身体活动和营养膳食两大内容，同时还涉及了教育政策、学校环境、行动计划等具体措施，在 96 所学校进行了长达 3 年的试验，也是当时美国最大的一项学校健康促进项目①。CATCH 明确提出了 50% 以上 MVPA 水平的体育课运动负荷要求，同时通过课外体育作业和宣传讲解的手段提出校外期间身体活动和营养膳食的建议和要求，这些举措都显著地提升了儿童青少年体育课和每天整体的 MVPA 水平②③。更令人欣喜的是，试验结束后的追踪调查显示，经过 3 年之后参与实验的学生仍然具有较高的日常身体活动水平④，表明通过身体活动和营养膳食构建的整体学校环境有助于学生形成积极运动和营养饮食的良好习惯⑤。目前，CATCH 更名为"Coordinated Approach to Child Health"以提升专业化的儿童健康服务，新的 CATCH 包含有"教学方法""体育课""营养服务"和"家庭环境"四大方面内容，为促进儿童青少年健康生活方式的养成提供整体性的解决方案。

2008 年，美国疾控中心推出了学校综合性身体活动项目（Comprehensive School Physical Activity Programs，CSPAP)⑥，是以促进学生身体活动为核心的多元化的健康解决方案，强调增加学生日常活动的机会，帮助他们达到 60 分钟/天的 MVPA 推荐标准，最终促进其养成热爱运动的生活方式。CSPAP 的行动计划由五大方面构成：高质量的体育课、校内身体活动、校外身体活动、教师全员参与、家庭、社区配合（见图 2.3）⑦。CSPAP 能够显著提升学生在校内身体活动水平，尤其是课间的身体活动水平增长比较明显，校内期间步行总步数的 44% 都来自课间

① Osganian S K, Parcel G S, Stone E. J. Institutionalization of a school health promotion program: background and rationale of the CATCH - ON study[J]. Health Education & Behavior, 2003, 30(4): 410－417.
② Hoelscher D M, Kelder S H, Murray N, et al. Dissemination and adoption of the Child and Adolescent Trial for Cardiovascular Health (CATCH): a case study in Texas[J]. Journal of Public Health Management and Practice, 2001, 7(2): 90－100.
③ Luepker R V, C L. Perry, S M. Mckinlay, et al. Outcomes of a field trial to improve children's dietary patterns and physical activity: The Child and Adolescent Trial for Cardiovascular Health (CATCH)[J]. Journal of the American Medical Association, 1996, 275(10): 768－776.
④ Nader P R, E J Stone, L A. Lytle, et al. Three-year maintenance of improved diet and physical activity: The catch cohort[J]. Archives of Pediatrics and Adolescent Medicine, 1999, 153(7): 695－704.
⑤ Hoelscher D M, Feldman H A, Johnson C C, et al. School-based health education programs can be maintained over time: results from the CATCH Institutionalization study[J]. Preventive medicine, 2004, 38(5): 594－606.
⑥ National Association for Sport and Physical Education. Comprehensive school physical activity programs [R]. Reston: National Association for Sport and Physical Education, 2008.
⑦ Centers for Disease Control and Prevention. School health guidelines to promote healthy eating and physical activity[R]. MMWR, 2011, 60(No. RR－5): 28－33.

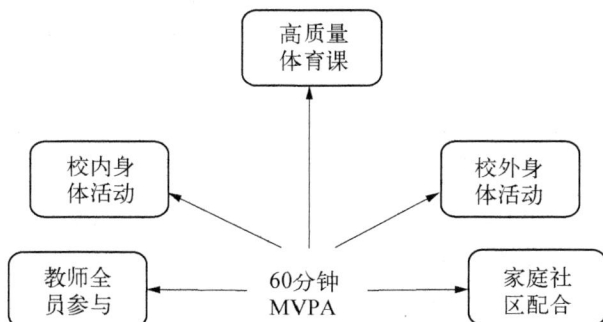

图 2.3　学校综合性身体活动项目

活动,并且久坐时间也得有效的遏制[①②]。

　　2012 年,欧盟委员会组织发起了欧洲青少年能量平衡与抗击肥胖研究项目(European Energy balance Research to prevent excessive weight Gain among Youth,ENERGY)[③],旨在抗击儿童青少年的肥胖流行性问题,借此改善其积极、健康的行为模式,是欧洲各国共同向儿童青少年肥胖问题发起的"挑战"。ENERGY 强调学校和家庭对于儿童青少年健康行为的共同影响作用,从能量平衡的视角出发设计和实施培养积极生活方式的干预方案。其中,"UP 4 FUN"是一项专门性的健康教育行动计划,通过 6 周时间向 10～12 岁的儿童青少年开展以身体活动与抗击肥胖为主题的健康教育,帮助他们建立身体活动和久坐行为的认知体系,并通过自己、学校、家庭的共同约束而减少甚至消除学校或家庭学习生活中的久坐行为[④]。

　　ENERGY 项目中,家长对孩子运动锻炼的支持态度和自身的运动行为表现都是孩子身体活动行为的影响因素,尤其反映了母亲的身体活动水平对子女身体活

① Burns Ryan D, Timothy A. Brusseau, James C Hannon. Effect of comprehensive school physical activity program on school day step counts in children[J]. Journal of physical activity & health, 2015, 12(12): 1536-1542.
② Erwin H, Abel M, Beighle A, et al. The contribution of recess to children's school-day physical activity [J]. Journal of Physical Activity and Health, 2012, 9(3): 442-448.
③ The ENERGY-PROJECT. The ENERGY-PROJECT[EB/OL]. http://www. projectenergy. eu/flash. html. 2015.
④ ENERGY-PROJECT Consortium. A report of the UP4FUN project to reduce sedentary behaviour among children, with recommendations for implementing similar projects across Europe [R]. ENERGY, 2012.

动的影响要大于父亲[1]。因此。学校和家庭联合打造共同的身体活动支持环境是ENERGY 项目的核心，尤其强调改善父母的行为和态度以此促进孩子身体活动水平的提升。

“Let's Move”项目是由前美国第一夫人米歇尔·奥巴马发起创立的一项旨在增进学生健康的全国行动计划，而活力校园项目(Let's Move! Active Schools, LMAS)是其中的重要组成部分[2]。LMAS 提供了校内外体育活动的综合性解决方案，帮助学生满足 60 分钟/天 MVPA 的国家建议标准。LMAS 的主体内容分为四大方面：体育课(总统青年体能项目)、校内身体活动(动起来；课间活动计划)、校外身体活动(体育铸就成功；课外体育活动)、家庭/社区参与(走路/骑车上下学；积极生活方式奖)和教职工参与(身体活动专业培训；健康体能卡片)。由此可见，LMAS 也非常强调学生、体育教师、普通任课教师、校长和学生家长共同参与到“活力校园”的创建之中，通过全方位的资源整合最大化地使学生从中受益。LMAS 的签约实验学校已达到 50 000 所，覆盖了全美的各个地区。

通过梳理国外儿童青少年身体活动研究发现，活力校园、运动是良医、为动而生、总统挑战杯等健康促进行动计划层出不穷[3]。一方面，都强调学生、学校和家庭的综合干预，不再从单一维度来应用和解决学生的健康问题；另一方面，在各类健康行动计划中，儿童青少年的身体活动不足和肥胖率的改善都是主要的研究目标或者需要解决的核心问题。社会资源的优化配置有助于形成学校、家庭和社会的多元联动机制，将这些要素和资源纳入服务于学生健康成长的框架体系之中，进而提供系统性、持续性的身体活动社会支持。体育课可能是每个学生从小学到高中甚至到大学都共同参与的特殊的活动形式，除了教授基本运动技战术能力，更要承担着引导学生感受积极的运动体验，感知体育文化的功能，以及形成自主锻炼的行为习惯，这些身体活动、运动锻炼的理念应该始终渗透在学校环境的各个角落之中。要达到每天 60 分钟 MVPA 的建议标准，仅仅依靠体育课是远远做不到的。对于学龄儿童，学校的学习生活仅是每天时间中很有限的一部分，而更应该关注他们在校内外课余时间的活动行为或活动状态。因此，健康的生活方

---

① Maïté Verloigne, Wendy Van Lippevelde, Lea Maes, et al. Family-and school-based correlates of energy balance-related behaviours in 10-12-year-old children: a systematic review within the ENERGY (European Energy balance Research to prevent excessive weight Gain among Youth) project[J]. Public Health Nutrition, 2012, 15(8): 1380 - 1395.

② Let's Move! Active Schools[EB/OL]. http://www.letsmove.gov/active-schools. 2105.

③ 汪晓赞，郭强，金燕等. 中国青少年体育健康促进的理论溯源与框架构建[J]. 体育科学，2014，34(3)：3 - 14.

式是促进和保持儿童青少年身心健康发展的根本保障,这也是身体活动流行病学研究的重要内容之一,而个人、家庭和社会的因素在儿童青少年的生活方式养成中分别扮演重要角色,这正是本书所关注的身体活动水平的流行性调查需要解决的问题之一。

第三章

身体活动指南的国际比较

身体活动与健康之间具有剂量效应关系,普遍认为达到一定的运动强度水平(如 MVPA)可以确保持续性的促进健康的效应[1],也是进行身体活动需要参照的重要标准,否则就变成了"无效"的活动。因此,目标引导和自我评估是儿童青少年身体活动建议标准的意义所在,其实也是人们面对身体活动不足以及缺乏活动意识的改进策略。本章内容从"身体活动指南"入手,了解和比较不同国家和地区对儿童青少年身体活动的"认识"。

第一节　身体活动指南早期的发展与探索

2007 年,美国健康与人类服务部专门组建了"身体活动指南咨询委员会",通过数据库"MEDLINE"检索到了 1995—2007 年间发表的身体活动方面的 14 472 篇文献,最终锁定了直接相关的 1 598 篇文献进行全面的评述,基于这次全球性、高质量的综述研究,最终形成了"2008 美国身体活动指南"[2]。回顾各个国家儿童青少年身体活动指南的制定与实施,"2008 美国身体活动指南"因其翔实、规范、具体和富有操作性的科学研究,区别于以往的建议标准,使其旗帜鲜明地成了国际上身

---

[1] Janssen I, Leblanc A G. Systematic review of the health benefits of physical activity and fitness in school-aged children and youth[J]. International journal of behavioural nutrition and physical activity, 2010, 7(40): 1 - 16.

[2] Physical Activity Guidelines Steering Committee. 2008 Physical activity guidelines for Americans[R]. Washington, D. C: The U. S. Department of Health and Human Services, 2008.

体活动指南发展的"分水岭"。WHO①、加拿大②、澳大利亚③等均以此作为重要参考,随后建立了各自的身体活动指南。

1988 年,ACSM 发布的"Opinion statement on physical fitness in children and youth",宣告了第一项儿童青少年身体活动指南的问世④,它建议儿童青少年每天进行 20～30 分钟的高强度活动,达成身体的健康效应。各个国家和机构也纷纷开始探索并尝试提出了自己的身体活动指南,但是从身体活动的时长、强度和频率来看(见表 3.1),对于身体活动建议标准的研究并没有达成一致,甚至相差较大。人们对儿童青少年身体活动的适宜时间规定在 20～60 分钟不等,尤其是 20 世纪 90 年代的身体活动强度要求较低,比如国际共识大会的建议仅为"每周 3 次,每次 20 分钟中等到高强度身体活动",美国疾控中心则根据年龄段进行了划分"儿童:30 分钟中等强度,每周 5 次;青少年:20 分钟高等强度,每周 3 次",而加拿大活动指南提出了 30～90 分钟的动态性的标准范围,帮助儿童青少年身体活动水平增长性的提高。2005 年发布的"美国饮食指南",对身体活动仍然没有活动强度的要求,这些指南的波动性和差异性正反映了各国家在儿童青少年身体活动建议标准方面的困惑与探索。通过回顾 2008 年之前的一些具有代表性的身体活动指南不难发现,儿童青少年身体活动健康效应的研究结果尚不明确,其问题主要反映在:① 对身体活动没有提出明确的指导建议,如何达到指南的标准,在操作性方面可能使儿童青少年感到困惑;② 身体活动类型的指向模糊,尤其在活动强度方面过于"保守",可能无法突显身体活动的健康效应;③ 身体活动指南的标准及其制定者纷杂,比如在美国就有 ACSM、CDC、NASPE、HHS 等多个部门在不同时期提出了多个身体活动指南,且建议标准不一致,容易造成人们参考、执行中的混淆。因此,基于科学验证的、统一规范的身体活动指南,还有待于进一步升级完善。

---

① World Health Organization. Global recommendations on physical activity for health[R]. Geneva:World Health Organization,2010.

② Canadian Society for Exercise Physiology. Canadian physical activity guidelines Canadian sedentary behaviour guidelines[R]. Ottawa:Canadian Society for Exercise Physiology,2012.

③ Australian Government's Department of Health. Australia's physical activity and sedentary behaviour guidelines[R]. Woden Town Centre:Australian Government's Department of Health,2014.

④ American College of Sports Medicine. Physical fitness in children and youth[J]. Medicine Science Sports Exercise,1988,20:422-423.

表 3.1　各国家和机构的儿童青少年身体活动建议标准（2008 年之前）

国家或机构	年龄	标准			来　源	年份
		时长	强度	频率		
美国运动医学会（ACSM）①	儿童青少年	20～30分钟	V	每天	美国儿童青少年体能状况意见书	1988
国际共识大会（ICC）②	11～21	20分钟	MVPA	每周3次	青少年身体活动指南：共识声明	1993
英国健康教育局（UKHEA）③	儿童青少年	60分钟	MVPA	每天	青少年与促进健康的身体活动	1998
美国疾控中心（CDC）④	青少年	20分钟	V	每周3次	健康公民2010	2000
加拿大运动生理学会（HCCEP）⑤	6～14	30～90分钟	MVPA	每天	加拿大儿童青少年身体活动指南	2002
美国运动与体育教育学会（NASPE）⑥	5～12	60分钟	MVPA	每天	儿童适宜身体活动指南	2003
美国健康与人类服务部；农业部（HHS；USDA）⑦	儿童青少年	60分钟	无要求	每天	美国饮食指南	2005
新西兰教育部；新西兰运动与休闲协会（MOE；SRNZ）⑧	5～18	60分钟	MVPA	每天	新西兰儿童青少年成长指南	2007

① Armstrong N，Welsman J R. The physical activity patterns of European youth with reference to methods of assessment[J]. Sports Medicine, 2006, 36(12): 1067 - 1086.

② Sallis J, Patrick K. Physical activity guidelines for adolescents: consensus statement[J]. Pediatric Exercise Science, 1994, 6(4): 302 - 314.

③ Biddle S, Sallis J, Cavill N. Policy framework for young people and health-enhancing physical activity. In Young and active? Young people and health-enhancing physical activity: evidence and implications[R]. London: Health Education Authority, 1998.

④ U. S. Department of Health and Human Services. Healthy People 2010: Understanding and improving health. 2nded[R]. Washington, DC: U. S. Government Printing Office, November 2000.

⑤ Health Canada and the Canadian Society for Exercise Physiology. Canada's physical activity guide for youth[R]. Ottawa: Cat. No. H39 - 611/2002 - 1E. Minister of Public Works and Government Services Canada, 2002.

⑥ Corbin C B, Pangrazi R P. Physical activity for children: a statement of guidelines for children aged 5 - 12. 2nded[M]. Reston, VA: National Association for Sport and Physical Education, 2004: 3 - 7.

⑦ U. S. Department of Health and Human Services, U. S. Department of Agriculture. Dietary guidelines for Americans 2005[R]. Washington, D. C: U. S. Department of Health and Human Services, 2005.

⑧ Sport and Recreation New Zealand. Physical activity for healthy confident kids' guidelines [R]. Wellington: Ministry of Education, 2007.

（续表）

国家或机构	年龄	标　准			来　　源	年份
		时长	强度	频率		
中国卫生部疾病预防控制局①	7～18	60分钟	50%～60%最大心率	每天	中国学龄儿童少年超重和肥胖预防与控制指南	2007

注：1. 表格中身体活动"时长"对应的时间均是指南中的最低要求，且"时长"的 60 或 90 分钟是累计时长；2. MVPA＝中等到高强度身体活动，M＝中等强度，V＝高等强度。

第二节　身体活动指南趋同的规律与趋势

一、关注中等到高强度身体活动水平的普遍要求

"2008 美国身体活动指南"极大地推动了世界各国针对儿童身体活动指南的建立和完善。本书对比了美、欧、亚、澳四大洲具有代表性的 11 个国家和地区的身体活动建议标准（见表 3.2），发现其显著特征之一是："儿童青少年每天进行 60 分钟 MVPA"已经普遍成了各个指南的一项基本要求。其中，我国台湾地区对于中等或高等身体活动水平给出了具有相互替代性的建议（每天 30 分钟中等强度或每周 3～5 天 30 分钟高强度的身体活动），活动时间显著低于其他国家。而我国香港地区直接选用了 WHO 的"每天 60 分钟 MVPA"的身体活动建议标准，而我国学者也在综述了国际上 28 项身体活动指南基础上，提出了每天进行 60 分钟"中高强度有氧活动"与"每周 3 次高强度的增强肌肉和骨健康抗阻活动"的建议，反映了与 WHO 和美国相一致的趋势。相比之下，中国疾病预防与控制中心在 2007 年提供的"每天 60 分钟"的身体活动建议，在活动强度方面的要求相对较低（最大心率的 50%～60%，相当于中等强度水平）②。近几年来，各地频发的运动猝死事件让学校、家长乃至体育工作者闻之色变，学生体质健康测试甚至常规的体育课程等学校体育工作都备受诟病，"东西方人群体质存在差异"的陈词滥调再次被提及。学生身体活动或健康体能的测试应该是一种基本的评价工具，世界各国也都普遍实行，但是不能因噎废食地忽略了身体活动的积

---

① 中国卫生部疾病预防控制局. 中国学龄儿童少年超重和肥胖预防与控制指［M］. 北京：人民卫生出版社，2007：38－44.
② 台湾运动生理暨体能学会. 台湾健康体能指引［R］. 台湾行政院卫生署国民健康局，2010.

极意义,为了"迎合"评价的安全和达标的结果,而回避触碰有挑战性的活动内容和活动强度,自然无法触及体质健康水平提升的本质问题。如今,儿童青少年存在着的远远不是"少做了几个引体向上"的体能问题,而是身体活动行为模式的深刻变化,所以在顶层设计的高度提出指导性的身体活动建议标准是非常必要的工作。

表 3.2　世界各国家和地区儿童青少年身体活动指南一览

国家或机构	年龄	标准			具体要求	年份	来源	机构
		时长	强度	频率				
世界卫生组织①	5~17	60 分钟	MVPA	每天	强调有氧的活动形式;每周至少应进行 3 次强健骨骼和肌肉力量的高强度的身体活动	2010	关于身体活动有益健康的全球倡议	世界卫生组织
美国②	6~17	60 分钟	MPAV	每天	强调有氧的活动形式;高强度的有氧活动每周至少 3 次;强健骨骼的活动每周至少 3 次;增强肌肉力量的活动每周至少 3 次	2018	美国身体活动指南	美国健康与人类服务部;身体活动指南咨询委员会
加拿大③	5~11;12~17	60 分钟	MVPA	每天	强调有氧的活动形式;每周至少应进行 3 次强健骨骼和肌肉力量的高强度的身体活动	2012	加拿大身体活动与久坐行为指南	加拿大运动生理学会
瑞士④	儿童青少年	60 分钟	MVPA	每天	应包含强健骨骼、促进心血管功能、增强肌肉力量和提升柔韧性的活动	2013	瑞士促进健康的身体活动核心文件	瑞士运动联邦办公室;健康与身体活动工作组;公共健康办公室

---

① World Health Organization. Global recommendations on physical activity for health[R]. Geneva: World Health Organization, 2010.

② U. S. Department of Health and Human Services. Physical Activity Guidelines for Maericans, 2nd edition [R]. Washington DC: U. S. , 2018.

③ Canadian Society for Exercise Physiology. Canadian physical activity guidelines Canadian sedentary behaviour guidelines[R]. Ottawa: Canadian Society for Exercise Physiology, 2012.

④ Federal Office of Sport, Federal Office of Public Health. Health-enhancing physical activity core document for Switzerland[R]. Magglingen: Federal Office of Sport, 2013.

（续表）

国家或机构	年龄	标准			具体要求	年份	来　源	机　构
		时长	强度	频率				
爱尔兰①	2～18	60分钟	MVPA	每天	强调有氧的活动形式；每周至少应进行3次强健骨骼、肌肉力量及柔韧性的身体活动	2009	爱尔兰身体活动指南	爱尔兰健康与儿童部；健康服务管理委员会
英国②	5～18	60分钟	MVPA	每天	每周至少应进行3次强健骨骼和肌肉力量的高强度的身体活动	2011	英国身体活动研究报告	英国健康部；英国身体活动、健康促进与保护组织
丹麦③	5～17	60分钟	MVPA	每天	每周至少应进行3次强健骨骼和肌肉力量的高强度的身体活动，每次至少30分钟；兼顾柔韧性的身体活动形式；每次至少连续10分钟	2014	丹麦儿童青少年身体活动建议	丹麦卫生局
中国台湾④	6～17	30分钟	M或V	M：每天；V：3～5天	强调有氧的活动形式；每天累计至少30分钟，每次至少连续10分钟	2011	台湾健康体能指引	台湾行政院卫生署国民健康局
新加坡⑤	7～18	60分钟	MVPA	每天	强调有氧的活动形式；每周至少应进行3次强健骨骼和肌肉力量的高强度的身体活动；每次连续5分钟	2012	新加坡儿童青少年身体专业指南	新加坡健康促进局；全国身体活动研究工作组

————————

① Department of Health and Children, Health Service Executive. The national guidelines on physical activity for Ireland[R]. Dublin：Department of Health and Children, Health Service Executive, 2009.
② Department of Health, Physical Activity, Health Improvement and Protection. Start Active, Stay Active: A report on physical activity from the four home countries' Chief Medical Officers [R]. London：Department of Health, Physical Activity, Health Improvement and Protection, 2011.
③ THE DANISH HEALTH AUTHORITY. Recommendations for children and adolescents (5 - 17 years old)[R]. Copenhagen：The Danish Health Authority, 2014.
④ 台湾运动生理暨体能学会. 台湾健康体能指引[R]. 台湾行政院卫生署国民健康局,2010.
⑤ Health Promotion Board. National physical activity guidelines for children and youth aged up to 18 years：professional guide[R]. Singapore：Health Promotion Board, 2012.

（续表）

国家或机构	年龄	标准			具体要求	年份	来　源	机　构
		时长	强度	频率				
澳大利亚[1]	5～12；13～17	60分钟	MVPA	每天	强调有氧的活动形式；每周至少应进行3次强健骨骼和肌肉力量的身体活动	2014	澳大利亚身体活动与久坐行为指南	澳大利亚健康部

注：1. 身体活动"时长"对应的时间均是指南中的最低要求，且"时长"的60分钟或30分钟是累计时长；2. MVPA＝中等到高强度身体活动，M＝中等强度，V＝高等强度；3."机构"中因篇幅原因，各单位英文名略掉，详见参考文献。

　　身体活动强度往往是困扰孩子、家长乃至教师正确认识身体活动行为及其健康效应的主要因素，指南就需要提供便捷、有效地判断方法予以明确和澄清，而绝对性和相对性的身体活动强度是目前主要的两种方法和思路（见表3.3）。基于能量消耗的绝对强度主要关注身体活动中消耗能量的绝对数量，而不考虑个体本身的心血管有氧体能水平（每小时步行3英里则消耗3.3 METs 称为中等强度，而每小时6英里的速度跑步10分钟则消耗10 METs 称为高强度），而相对强度是通过个人心血管有氧体能水平的努力程度来进行评价，比如呼吸努力程度的评价量表[2]、个人最大心率或保留摄氧量的百分比（40%～59%：中等强度；60%～84%：高强度）[3]。

表3.3　儿童青少年身体活动强度判别标准[4][5]

类　型	绝对强度（METs）	相对强度（0～10 标尺）	
低强度	1.1～2.9 METs	呼吸频率稍微增加——能够正常对话	3～4
中等强度	3.0～5.9 METs	呼吸频率明显增加——能够正常对话，但是无法完成完整的呼吸过程	5～6
高强度	6.0 METs 及以上	呼吸频率显著增加——不能够正常对话，但仍能够呼吸	7～8

注：METs＝Metabolic Equivalents，代谢当量。

---

[1] Australian Government's Department of Health. Australia's physical activity and sedentary behaviour guidelines[R]. Woden Town Centre：Australian Government's Department of Health, 2014.

[2] U. S. Department of Health and Human Services. Physical Activity Guidelines for Maericans, 2nd edition [R]. Washington DC：U. S., 2018.

[3] 台湾运动生理暨体能学会. 台湾健康体能指引[R]. 台湾行政院卫生署国民健康局,2010.

[4] Physical Activity Guidelines Steering Committee 2008 Physical activity guidelines for Americans[R]. Washington, D. C：The U. S. Department of Health and Human Services, 2008.

[5] World Health Organization. Global recommendations on physical activity for health[R]. Geneva：World Health Organization, 2010.

二、强调强化骨骼与肌肉力量的身体活动类型

由表3.2可见,世界各国家和地区的身体活动指南中,突出了对身体活动类型的要求,在强调有氧活动的同时,也提出了必要的强健骨骼与肌肉力量的活动类型。"2008美国身体活动指南"指出,对于青少年而言,不仅仅要强调中等强度活动,高强度活动可能更有助于心肺功能的提升,这也是美国身体活动指南中显著区别于其他国家和地区的一项要求,即专门强调了"每周至少进行3次高强度的有氧活动",WHO、新加坡、澳大利亚、爱尔兰等也建议有氧活动为主的身体活动形式,但是都没有活动强度的具体要求。更值得注意的是,相比于其他国家和地区,英国、瑞士和丹麦3个欧洲国家均没有强调"有氧"的活动类型,仅明确了强健骨骼和肌肉的活动类型的建议,可能与各自的地域文化和基本国情有关。

"强健骨骼与增进肌肉力量"的身体活动建议,不是欧美国家"英雄主义"和"肌肉文化"的专利[1],而是遵循身体发展的必然要求。美国依旧反映了较高的要求,明确指出了每周分别至少进行"3次强健骨骼"与"3次肌肉力量"的活动建议,而其他国家和地区在活动时长和方式方面则较为模糊,不具备专业知识的学生和家长可能产生困惑。对于儿童青少年,强健骨骼与肌肉力量始终是需要审慎操作的活动类型,习惯了成长在"温室大棚"里被充分"保护"的孩子们,可能会对这种充满着"危险"的力量性活动项目已毫无兴趣,但是增强骨骼和肌肉力量的高强度身体活动不是健身房的"专利",而应该被放入日常生活之中(见表3.4)[2],儿童普遍是通过非结构性的抗阻性的活动形式来增强肌肉力量,而不应该是举重之类的专门性的力量练习。因此,科学、合理的身体活动引导能够帮助孩子确保安全的同时,实现健康水平的提升。

表3.4　儿童青少年有氧活动与强化肌肉、骨骼的活动案例

身体活动类型	年龄	
	儿童	青少年
中等强度有氧活动	• 活动性的休闲娱乐方式,如徒步旅行、滑板 • 骑自行车 • 健步走	• 活动性的休闲娱乐方式,如皮划艇、徒步旅行、滑板、旱冰 • 健步走 • 公路自行车 • 收拾家务等家庭劳动 • 棒球、软球等投掷类的游戏

① 程宙明. 美国肌肉文化的时代价值——基于中西方传统身体文化的历时发展[J]. 体育科学,2012,32(8): 73-80.
② U. S. Department of Health and Human Services. Physical Activity Guidelines for Maericans, 2nd edition [R]. Washington DC: U. S. , 2018.

（续表）

身体活动类型	年　龄	
	儿　童	青少年
高强度有氧活动	• 活动性的游戏比赛，如追逐游戏 • 骑自行车；跳绳；武术；跑步；足球、篮球、游泳、网球等；野外滑雪	• 活动性的游戏比赛，腰旗橄榄球 • 骑自行车；跳绳；武术；跑步 • 足球、篮球、游泳、网球等；高强度舞蹈；野外滑雪
强化肌肉的活动	• 拔河比赛 • 俯卧撑（膝盖着地）；借助自重和阻力带的抗阻练习 • 绳子或树木攀爬 • 仰卧起坐或卷腹	• 拔河比赛 • 俯卧撑或引体向上；借助阻力带、力量器械的抗阻练习 • 爬墙 • 仰卧起坐或卷腹
强化骨骼的活动	• 跳房子；单足跳、双足跳、踏跳；跳绳；跑步 • 体操、篮球、排球、网球等运动	• 单足跳、双足跳、踏跳；跳绳；跑步 • 体操、篮球、排球、网球等运动

三、细化身体活动指南实施的针对性与可操作性

身体活动的强度和类型需要与儿童青少年年龄增长的发展特征相适应，这不仅是为了带来即时的健康效益，更重要的是帮助儿童青少年建立积极的身体活动行为习惯，得以从儿童青少年延续到成年时期，所以引导的合理、有效是一个重要的基础。儿童青少年的身体活动行为不同于成年人，"好斗"的年龄特征决定了他们往往倾向于竞争性的活动项目，且缺乏对于自我体能和整体健康水平的认知。更重要的是，儿童注意力的快速转移使得其身体活动往往是一种"断断续续"的非结构性的表现形式，在跑、跳、爬等基本的中等到高强度活动的转换过程中，儿童往往只需要非常短暂的休息调整①。一般认为身体活动建议标准要求每次活动需要持续一定的时长才能达到促进健康的作用，比如5分钟（新加坡）或10分钟（丹麦；美国），但是2018年发布的研究报告《2018 Physical Activity Guidelines Advisory Committee Scientific Report》②，进一步发现10 min 以下的短时中、高强度活动也具有促进健康的累积效应。这类带有明显年龄差异性的活动特征以及最新的研究

---

① U. S. Department of Health and Human Services. Physical Activity Guidelines for Maericans, 2nd edition [R]. Washington DC: U. S. , 2018.

② 2018 Physicalactivity Guidelines Advisory Committee. 2018 Physical Activity Guidelines Advisory Committee Scientific Report[R]. Washington, DC: U. S. Department of Health and Human Services, 2018.

成果需要考虑纳入指南之中。澳大利亚和加拿大对儿童青少年进行了明确的年龄段划分，但是建议标准中并没有体现出差异性。所以，身体活动的引导需要充分考虑儿童青少年的发展特征，而不是成人们"以为"的需求，总之都需要进一步扎实的研究工作予以考证。同样，自 2008 年开始，各国开始互相"借鉴"，趋同的特征比较明显。但是，如前文所述，中外儿童青少年体育素养的基础以及对"肌肉文化"的理解是有所差异的，那么指南如何认知文化背景差异下的实践与操作，都是待解的问题。此外，儿童青少年的主体意识还没有发展成熟，其活动行为也容易受到外界环境的影响。社会生态学理论认为，个体的身体活动行为乃至健康生活方式的形成，都将受到多个层面的综合影响，比如个体水平、人际交往、机构水平、社区水平、政策水平。这也从另一个角度提醒了身体活动指南的建立是一项系统性工程，需要综合考虑多元化的影响因素，才能实现身体活动健康效应的最大化。

　　通过追溯各国家（地区）和机构的指南研制过程发现，以美国为代表的身体活动建议标准的确立，主要依据来自全球学者的间接经验，即通过海量的文献评述，对实证性研究的数据及其结果进行元分析，进而对当下儿童青少年身体活动研究的规律和特征进行归纳、总结和提炼。此外，WHO 也是以美国、澳大利亚以及Janssen[1]、Bauman[2] 等学者的研究为主要依据，形成了自身的参考标准。加拿大、香港、新加坡乃至中国，或是直接选用了 WHO 标准或是互相"借鉴"，可能已经分不清彼此了。儿童青少年到底每天进行多少时间和强度的活动为宜，是否需要通过准实验研究来严谨、客观地论证？ 即便是研究述评的方法，除了美国以政府之力来组织专家团队展开研究，其他国家的研制过程往往没有详述，或者是基于对"世界各国指南"的综述而得出的结论，实际上并没有能够触达到世界范围内学者们实证研究的第一手数据和结果。指南或者标准的建立应该是个动态的变化过程，比如行走步数被考证可能具有身体活动强度评价的替代作用。Tudor[3] 认为，11 000～12 000 步/天（女生）和 13 000～15 000 步/天（男生）对于 6～12 岁儿童相当于中等强度活动水平；反之，也有研究发现，每天的身体活动累积到 90 分钟才能反映出更加明显的健康效应。基于身体活动的重要性和动态变化特征，国家层面可以考虑借鉴学生体质健康测试的模式和路径，以主、客观相结合的方式开展全国

① Janssen I. Physical activity guidelines for children and youth[J]. Applied Physiology Nutrition and Metabolism, 2007, 32: S109 - S121.

② Bauman A, Lewicka M, Schoppe S. The healthbenefits of physical activity in developing countries[R]. Geneva: World Health Organization, 2005.

③ Tudor-Locke C, Craig C L, Beets M W, et al. How many steps/day are enough for children and adolescents? [J]. International Journal of Behavioural Nutrition and Physical Activity, 2011, 8(1): 78.

性的身体活动跟踪调查。各地学者独立开展身体活动研究的过程,就是儿童青少年身体活动指南研制和建立的过程。

总之,各国的身体活动指南都是用于给儿童青少年提供科学、合理的活动建议,具有鲜明的导向性特征,但是仅仅有目标和规划还不足以确保全国性的身体活动指南有效的落实与实施,应该将身体活动指南的相关要求融入日常生活,而不是孤零零的一本操作手册。通过对各个国家和地区活动指南的进一步分析发现,在身体活动行为的评估及监督方面,工作还不够翔实和具体,可能影响身体活动指南的执行以及身体活动的健康效应。世界各国在宏观层面提出了相应的解决方案,比如英国针对身体活动指南的要求提出了"创建自行车城市""组织社区运动项目""培养初级保健人员"[1],瑞士提出了"整合学校项目""交通与活动系统""运动城市计划"等[2],新加坡提出了"学校/家庭、公共交通、休闲娱乐"的身体活动三维策略[3]……,落实到个体层面,学生、家长甚至教师可能仍然费解于如何具体践行身体活动指南的建议,而这可能也是影响其实施效果及健康效应的重要原因。

① Department of Health, Physical Activity, Health Improvement and Protection. Start Active, Stay Active: A report on physical activity from the four home countries' Chief Medical Officers [R]. London: Department of Health, Physical Activity, Health Improvement and Protection, 2011.
② Federal Office of Sport, Federal Office of Public Health. Health-enhancing physical activity core document for Switzerland[R]. Magglingen: Federal Office of Sport, 2013.
③ Health Promotion Board. National physical activity guidelines for children and youth aged up to 18 years: professional guide[R]. Singapore: Health Promotion Board, 2012.

第四章

身体活动文化建设的案例分析

身体活动建议标准具有顶层设计的引领示范作用,但是宏观政策的归宿还是落实到儿童青少年积极、健康的身体活动行为的改善,而建立一套培养身体活动知识与能力、激发身体活动参与意识和兴趣,设计逐层推进与实施的身体活动框架体系,是体现顶层设计可操作性的关键所在。本章内容针对新西兰儿童青少年身体活动指南进行了案例解读,主要考察新西兰身体活动指南对于"落实国家课程标准——发展学生关键能力——建设身体活动文化"层次递进的设计与实施的策略,并从"校园风气""体育课程项目""课外活动机会""学校共同体的环境""学校共同体的伙伴关系"等方面解读了积极身体活动文化建设的五维向度,为我国积极身体活动文化建设提供参考。

第一节 新西兰身体活动指南的发展概述

2008 年,新西兰教育部及新西兰运动与休闲协会发布了《新西兰儿童青少年健康成长指南》[①],不仅提供了身体活动时间、强度、类型的建议标准,还专门强调了积极身体活动文化(Positive Physical Activity Cultural,PPAC)的建设,同时也设计了丰富的具有操作性的实施策略和计划方案。可贵之处在于,新西兰身体活动指南的设计与新西兰国家课程标准对于儿童青少年的能力要求一脉相承,通过身体活动将课程标准要求的 5 种关键能力(思考的能力;运用语言、符号和文本的能力;自我管理能力;与人相处的能力;参与及奉献的能力)进行了有效地解读和贯

---

① Sport and Recreation New Zealand. Physical Activity for Healthy Confident Kids' Guidelines [M]. Wellington: Learning Media Limited,2008:1 - 63.

彻。因此,本章主要考察新西兰身体活动指南对于"落实国家课程标准——发展学生关键能力——建设身体活动文化"层次递进的设计与实施策略,解读和借鉴积极身体活动文化的过程与方法①。

一、指南使用的对象与目标

该指南面向的对象主要包括教育行政部门和学校管理者、体育教师、普通教职员工、学生家长、社区团体和健康服务组织等运动或娱乐活动的组织者和参与者,宗旨是帮助他们"提升组织与开展儿童青少年身体活动项目的能力,并正确理解自身在儿童青少年身体活动中的角色和作用",进而从各个方面给学生提供课内和课外的积极活动体验,以提升学生发展规律性身体活动行为的数量与质量②。该指南的定位不是指导儿童青少年身体活动的行动手册,而是基于学校一体化的基本思路,将全校教职工及其周边的环境资源共同纳入促进和推动积极身体活动文化的整体框架之中,重点强调培养和促进学校共同体能够通过指南的引导增强其促进学生身体活动行为的责任意识、专业知识和行动能力,无论是基层体育教师和学校领导,还是教育行政部门乃至社会团体,都可以从中了解身体活动指南的整体架构,尤其是帮助他们进一步理解各自在身体活动文化环境建设中的定位和作用,明确对其知识和能力方面的要求以及可操作性的实施策略。新西兰国家教育指南强调,一个良好的课程项目应该关注到学生各个潜在的学习领域,而身体活动方面的知识和技能就被认为是儿童青少年应该优先掌握和发展的能力③。

根据身体活动行为的不同学习年限,新西兰国家课程标准为学生设计了从水平一至水平八递进性的能力发展要求(见表 4.1),并指出了身体活动不同学年水平与能力水平的对应关系(见图 4.1)④。其中,水平一表示的是之前没有接受过相关知识学习的起始水平,与具体的学年水平无关。从学生身体活动的发展性水平来看,强调了从组织性、娱乐性活动向自主性、结构性活动发展的能力要求,而儿童青少年身体活动行为始终受到外界直接或间接的影响,所以该指南着重关注学校

① 郭强,汪晓赞. 新西兰儿童青少年身体活动指南的解读及启示——积极身体活动文化建设的视角[J]. 武汉体育学院学报,2016,50(5):96-100.

② Ministry of Education. The National Administration Guidelines (NAGs) [EB/OL]. www. education. govt. nz/ministry-of-education/legislation/nags. 2015-5-19.

③ Ministry of Education. The New Zealand Curriculum[M]. Wellington:Learning Media Limited,2007:22-23.

④ Ministry of Education. The New Zealand Curriculum:Achievement Objectives by Learning Area[M]. Wellington:Learning Media Limited,2007:14-17.

共同体的身体活动文化建设,以确保学生在校内、外的各种环境中获得积极、正确地引导。

表 4.1　学生身体活动在不同水平阶段的发展要求

能力水平	水平1	水平2	水平3	水平4	水平5	水平6	水平7	水平8
能力要求	参与创新性和规律性的身体活动,并享受活动过程的积极体验	体验创造性的、规律的和愉快的身体活动,并能够描述其对自己健康的益处	保持在各种环境下规律地参与和享受身体活动行为,并能够描述其如何帮助促进自己的健康	保持规律的、愉快的身体活动,并增强了将身体活动整合形成积极生活方式,进而带来持续健康的责任意识	体验和享受各种类型的身体活动,并能够描述各项活动中,怎样不同的参与程度会影响健康与生活方式的平衡	自主选择和持续参与适宜的身体活动,并自我检视和识别参与身体活动的影响因素	计划、实施与评估身体活动项目,并能够检查和调整身体活动行为,以达到促进健康的目的	批判性地检查活动设施、用品和活动项目内容,判断其是否能够满足自身当前的健康需求

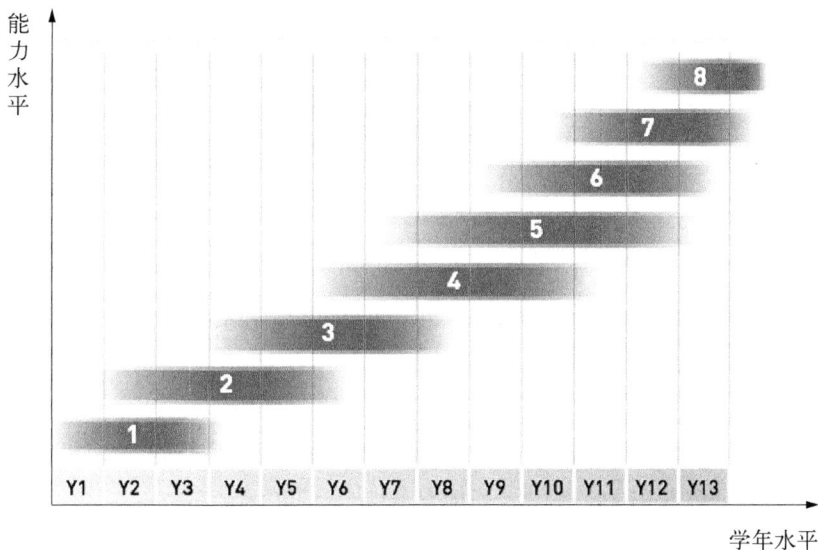

图 4.1　身体活动能力水平与学年水平的关系

二、指南设计的依据与原则

1999 年版的新西兰国家课程标准中,身体活动就已是"健康与体育"领域的

7 个学习方面之一(精神健康、性教育、食品与安全、身体护理与人身安全、身体活动、运动学、户外活动教育)①,主要是培养学生基础的运动技能、享受积极的活动体验,并发展规律地参与身体活动的积极态度。而 2007 年版的课程标准强化突出了"积极身体活动文化"的建设,认为积极的身体活动文化是促进和维持学生长期、自主地进行身体活动的核心所在。学校是儿童青少年学习、生活与成长的重要场所,除了文化课的学习,学生身心健康的发展,个性品质的塑造,社会化过程的完成都是学校责无旁贷的重要使命。新西兰国家课程标准也提出了学生需要具备的 5 种关键能力,是对学生全面发展的要求,同样也是对以身体活动为核心的体育课程教育功能的指引和要求。反之,身体活动在促进学生身心健康和品格塑造方面具有其他学科不可替代的作用。国家课程标准 5 种关键能力的要求是学校发展的顶层设计,而学生身体活动项目的设计必然要遵循其基本原则和要求。同时,身体活动在发展学生积极思考、自我管理、与人相处等能力方面具有天然的属性,有助于对课程标准关键能力要求的"解读"与落实。对于身体活动研究与实践而言,理解和落实课程标准的基本理念和要求,是促进学生掌握 5 种关键能力的前提和基础。

值得注意的是,虽然学校体育课程能够为学生提供高质量的身体活动体验,必备的健康教育的知识传授和意识的启发。但是,青少年学生理解和参与身体活动,尤其是对身体活动的态度和意识的形成,不仅限于体育课程的范畴。该指南一方面强调以身体活动为中心的体育课程建设,帮助学生获得积极的运动体验;另一方面也强调"课堂之外的教育(Education Outside the Classroom,EOTC)",即非结构性课外身体活动形式,有助于促进和支持学生身体和社会能力的发展,培养批判性的思维和行动,确保学生理解身体活动对于个人和社会的作用和意义。因此,指南强调了身体活动文化的建设需要在各个层面给予关注,既包括在学校期间的课内、外活动(高质量的体育课程;午间、课间休息的活动以及课余时间组织化的比赛、游戏活动等),同时又不能忽视学校之外的休闲、娱乐时间的身体活动行为。因此,广义的身体活动往往包含有自发的、非结构性的或者是被计划和组织的活动行为,与具体的体育课程内的活动行为应该加以辨别和区分(见表 4.2)。因此,该指南还专门要求,除了体育教师作为本职工作之外,学校其他所有教职员工或者身体活动项目的组织者、参与者,都有必要清晰地理解身体活动与体育课程之间的关系,共同帮助学生的健康成长。

---

① Ministry of Education. Health and Physical Education in the New Zealand Curriculum[M]. Wellington: Learning Media Limited,1999:35-46.

表 4.2　身体活动与体育课程异同性对比

身体活动（课外与校外的身体活动）	体育课程（基于体育课程的活动行为）
校外期间临时性的活动行为，比如走路到学校的交通出行活动	集中在校内体育课中的身体活动行为
所涉及的身体活动学习体验，不是基于国家课程标准而设计	基于国家课程标准的"健康与体育"学习领域的要求，计划身体活动内容的学习
可以计划性地发展身体活动相关的知识或技能来提升体能和整体健康水平；可以是来自日常生活实践的活动行为，比如走路到商店；或者自发性的单纯为了娱乐的活动行为	被组织、计划地发展学生特定知识、技能和态度的活动内容
除非为了特定的计划性的结果，一般来说都是在活动实践的过程中学习和体验	身体活动项目前期的准备、体验的过程及之后的总结，整个学习过程均是体育课程规定的重要学习内容
关注学生的需求和目标	关注学生本身和他们学习方面的需求
可能是各种类型的预期结果，但是一般只关注技能、体能及社会情感的发展，常常期待形成积极、健康的生活方式	为学生设计的活动项目往往关注运动文化的传递，并伴有将相关知识运用于生活实践，并形成积极生活方式的目标要求

第二节　新西兰身体活动指南的实施策略

学校通过课内、外课程项目为学生提供身体活动的机会，而学校共同体（学校、家庭、社区、俱乐部/运动中心、娱乐场场馆、公益组织等）借由这些活动项目，共同向学生传达进行身体活动意义和方法的一致性的信息，学生将从学校共同体各个层面接收到的身体活动的重要信息（意义、理念和方法），转化成课外的自主性身体活动行为，从而为学生带来短期的和终身的健康效应。因此，该指南强调以学校为中心的共同体的建立，使得学校教职员工以及周边环境都具备"正确理解身体活动对健康重要意义，并能够向儿童青少年传递基本方法和理念"的能力，形成儿童青少年身体活动整体的支持性环境（见图 4.2）。

在指南的整体设计中，新西兰国家课程标准要求儿童青少年在各个学习领域都需要掌握的 5 种关键能力，即是身体活动指南设计的逻辑起点。课程标准认为，体育课程与课外活动能够"解读"这 5 种关键能力及其内部关系，而身体活动作为课程的一种话语语境，能够有效促进儿童青少年这 5 个方面能力的发展。因此，身体活动的健康效应与课程标准的总体目标紧密连接在了一起，该指南对身体活动

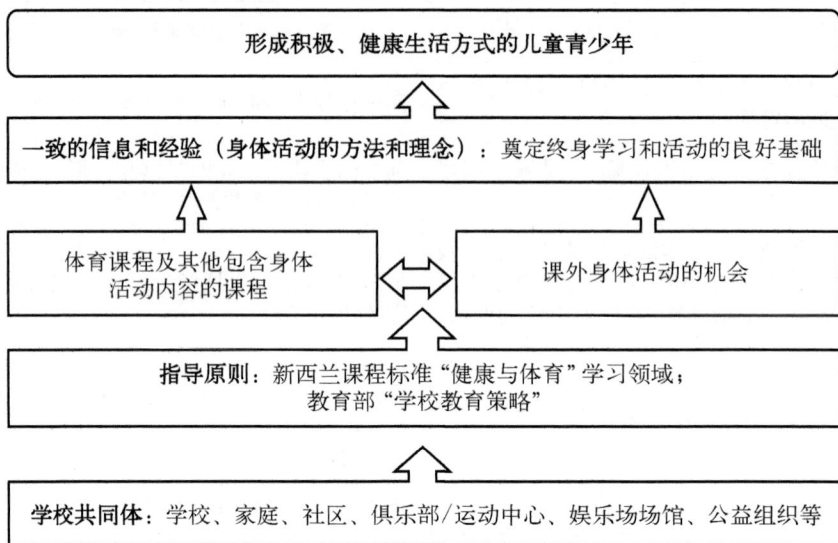

图 4.2　身体活动指南的整体实施策略

与 5 种关键能力关系的解析如下：

（1）思考的能力（Thinking）：批判性与创新性的思考能力以及认知过程对于身体活动语境下的体育课程学习至关重要。比如，学生被鼓励创造发明一项新的游戏活动，并制定相应的游戏策略。在体育课程学习中，学生也被允许批判地思考身体活动内容的概念、属性和可能流行的前瞻性。（2）运用语言、符号和文本的能力（Using language，symbols，and texts）：动作是一种人们可以传达信息含义的方法之一，比如学生可以通过手势、舞蹈、戏剧等身体活动行为"讲述"一个故事，或者讲解与示范体育课程和课外活动的专门知识。（3）自我管理能力（Managing self）：身体活动的语境之下，自我管理能力（自我动机、自信心、建立个人目标的能力）与身体活动有清晰而直接的相关性。体育课程与课外活动实际上给学生提供了很多"自我管理"的机会，比如在活动中由于创新性或功能性的原因，需要进行一些规划和展示的"管理"行为，运动过程中面对挑战对自信心乃至个体性格的塑造也是一种自我管理的体现。（4）与人相处的能力（Relating to others）：身体活动提供了各种与其他同学互动，以及学习怎样与人相处的环境。比如，团队比赛中的战术讨论反应的就是与人的相处，分享其他人对自己表现的反应，以及通过合作来共同产生新的想法。（5）参与及奉献的能力（Participating and contributing）：在身体活动语境下的参与和奉献，能够使学生更积极参与到同伴的活动之中，自身也会获得更多的组织认同感，学习贡献自己的想法，为他人创造机会。比如，户外拓展类的活动项目中，就格外需要学生体现的奉献精神和领导能力。

第三节　新西兰积极身体活动文化建设的顶层设计

一、积极身体活动文化建设的战略定位

发展积极的身体活动文化是学校帮助学生形成终身活动习惯，建立健康生活方式的最优办法。该指南提出身体活动文化的建设需要综合考虑教职员工个人或群体在其中的角色和责任，而以身体活动为核心的体育课程和课外活动项目也需要更多操作性的细节，来逐步实现学校战略计划的长期目标和发展愿景，同时也满足国家课程标准对于身体活动乃至人才培养的基本要求。积极身体活动文化的建设势必是一个持续性的长期过程，而学校基于身体活动价值观和态度所设定的长期目标，对于学生身体活动项目的设计与实施也会造成潜在的影响。因此，指南将身体活动文化的建设定位于学校的整体战略布局，认为身体活动应该是整个学校战略发展的长期目标，通过逐步落实的跨年度甚至更长时间的计划项目促进身体活动文化的形成。

由图 4.3 可知，新西兰 TARADALE 小学在该指南指导下设计了"建设积极身体活动文化，促进身体活动水平提升"的发展框架。该框架通过发展具备社会交往、专业知识和活动能力的新型学校共同体环境，实现促进儿童形成健康的身体活动生活方式的目标。在身体活动文化建设的过程中，该学校将 3～5 年的总体战略目标、年度的实施计划和月度的行动方案进行层层分解，将短期与长期目标和身体活动的健康效应逐步落实到细节之中。同时，学校每到年末还发布由校长签署的学生身体活动年度报告，按照年级、性别和时间分析身体活动文化的建设状况，并调整下一年的发展目标和行动计划。在微观层面，身体活动和语文、数学学科的规划目标齐头并进，同样设计层次分明的阶段目标；在宏观层面，学校关注身体活动文化建设的同时，也启动其他方面配套项目（课程建设、金融资产、法律法规等）的长期规划，整体性地进行学校战略布局，共同支持学校的长期发展规划。

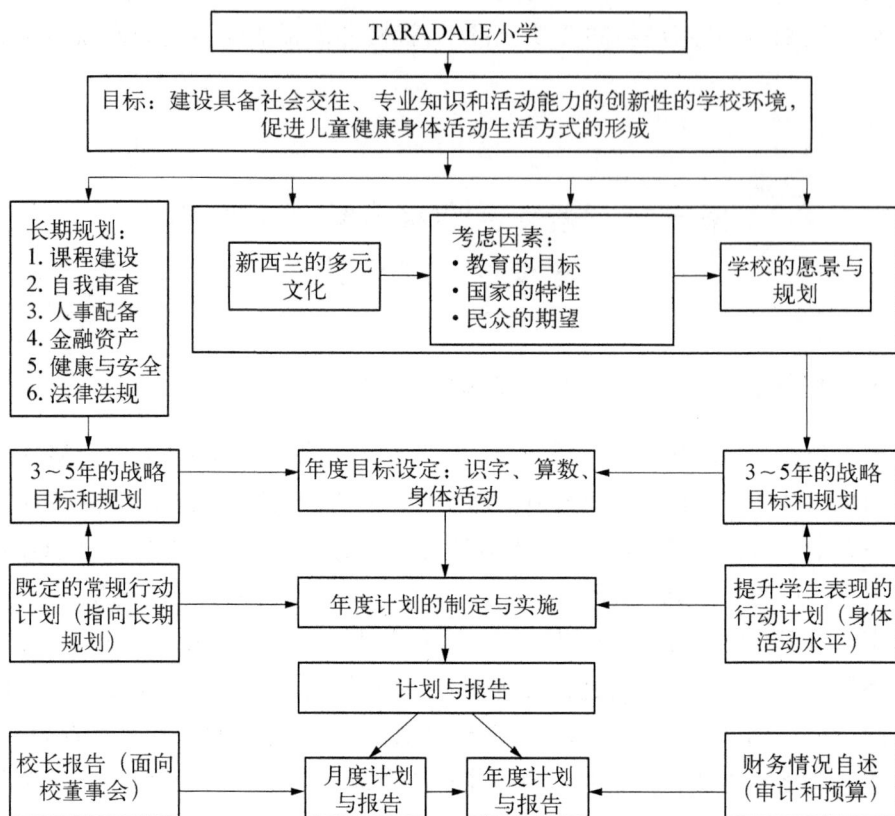

图 4.3　新西兰 TARADALE 小学积极身体活动文化的发展框架

二、积极身体活动文化建设的五维向度

学校积极身体活动文化的发展不能依靠单独的某一种方法,需要基于学校客观环境和当前的学生状况进行综合考虑,从多个方面探索身体活动文化的组成及其相互的作用关系。如前所述,该指南认为积极身体活动文化的建设是促进儿童青少年身体活动水平提高和生活方式养成的最佳途径,基于这样的理念该指南提出了建设身体活动文化的五维向度,并在指南中以反问的方式帮助人们从 5 个方面明确建设积极身体活动文化需要考虑和解决的现实问题。

(1) 校园风气(The Ethos and Organisation):为了促进积极身体活动文化建设,需要形成具有鼓励和赞扬学生身体活动行为的校园风气和提供学生更多的身体活动机会。学校需要提供正确认识身体活动体验的引导,比如帮助教职员工明确规律的、高质量的身体活动的定义和解释,提升教职员工提供基于身体活动的体育课程或课外活动机会的能力。需要明确的问题:当前对于身体活动和体育课程的基本理念是什么?身体活动在学生日常生活中有什么意义?怎样认识体育课程教学与学生教育的关系?学校管理人员、教职员工、家长等对身体活动和体育课程的态度是什么?怎样鼓励和发展全体教职员工对于身体活动和体育课程的积极态度?当前学生对于课内外身体活动体验的态度是什么?

(2)体育课程项目(Curriculum Programmes):建设基于课程标准的高质量体育课程,保障充足地受过专业训练的体育教师,并给予他们专业发展的机会,确保高质量体育课程的建设得到支持和帮助。需要明确的问题:教师对国家课程标准的熟悉程度?教师在掌握体育课程专业知识方面的自信程度怎样?运用合理教学方法的能力怎样?学校怎样将身体活动的学习与其他领域的学习整合在一起?在冒险性的身体活动和体育课程学习环境中,学生是否获得了足够的安全感?学生是否可以看到所学的身体活动内容与他们日常和未来的活动能够联系在一起?如何帮助学生正确理解身体活动的健康意义?如何识别可能抑制或支持学生身体活动的因素?如何帮助学生发展识别身体活动限制因素的技能和策略?

(3)课外活动机会(Co-curricular Physical Activity Opportunities):课外身体活动应该与国家课程标准的要求保持一致,并能够满足学生在活动兴趣、活动能力等方面的不同需求,尤其是体育课程时间内无法实现的目标要求。除了组织性的团队运动、校际比赛、运动会等学校传统项目,鼓励学生进行自发性的课外活动,比如鼓励学生创造或改编游戏活动;提供给学生各种传统和非传统的活动设备、场地和设施;运用当下流行性的娱乐或运动项目激发学生兴趣;介绍一些日渐消失的过去的活动项目(如弹珠,陀螺,悠悠球等)。需要明确的问题:怎样计划和实施课外身体活动?哪些因素影响了课外活动的内容及其被加强或弱化的决定?运动相关的身体活动和其他类型的课外活动的平衡点在哪里?课外身体活动与体育课程具有怎样的关系?怎样确保所提供的课外活动能够吸引全体学生参与?是否分别设置了竞争性和非竞争性的课外活动内容?全体学生都有机会参与结构性的和自发性的身体活动吗?课外活动机会满足了全体学生、大多数学生或者只是一部分学生的需求?所提供的课外活动项目是否达到了促进学生持续性参与身体活动的效果?全体学生是否被鼓励参与课外活动?

(4)学校共同体的环境(The School and Community Environment):为了让学生在校期间有效参与身体活动,需要创建安全的、包容性的身体活动支持环境,同时为身体活动提供充足的设施和资源。在课内、外的活动中,学校也应该确保设施、器材面向全体学生平等地使用。需要明确的问题：当前适于学生进行身体活动的设施有哪些？谁有责任检查和维护这些设施？怎样确保这些设施被合理、妥善的使用？课内、外活动项目使用这些设施的流程是什么？哪些学生使用这些设施？

（5）学校共同体的伙伴关系（School and Community Partnerships）：学校能够与家庭、社区、运动俱乐部、娱乐场馆等形成有效合作的共同体关系，并分享彼此的行动计划、器材设备和专业知识，共同合作支持青少年持续的身体活动行为。学校共同体有责任增强这些身体活动的机会、资源和知识之间连接的紧密度，使得学生在学校、家庭、社区等环境均接收到一致、连贯、合理的身体活动信息（理念和方法），从而促进整体的积极身体活动文化的形成。需要明确的问题：家长是否通过身体活动行为及其态度给孩子起到了模范作用？是否共享了学校共同体之间的其他身体活动资源？是否鼓励教职员工和家长参与相关课程，提升他们在身体活动方面的专业知识和能力？是否邀请专业人士或运动明星进行身体活动学习项目的讲解或展示，激发学生的参与兴趣？是否强化了幼儿园、小学、中学之间身体活动教育环境的联系？对于学生身体活动中的感受和经验，学校共同体接收到了什么信息，又反馈给了学生什么信息？

第四节　新西兰积极身体活动文化建设的核心内容

一、新西兰积极身体活动文化建设的关键要素

（一）身体活动知识与能力的培养

新西兰身体活动指南以国家课程标准的基本理念和能力要求为蓝本，将学生身体活动看作是一种文化素养和个人能力来培养，而不仅是关注身体活动水平的本身。人们常常混淆于身体活动与体育课程（见表 4.2）、运动锻炼、竞技比赛之间的关系，尤其是不明确学校、家庭、社区等各自在影响儿童青少年整体健康中的角色和作用。与我国相类似，国外也存在片面地认为体育教育仅仅是运动技能或身体活动提供者的角色定位，那样既弱化了家庭、社会应当承担共同关注孩子健康的责任，也忽视了作为体育课程本质的教育使命的履行。因此，该指南特别强调积极身体活动文化的建设，使得以学校为中心的共同体增长身体活动方面的知识和能

力,形成身体活动校内外的整体性支持环境,共同帮助学生认识和理解身体活动的健康价值,该指南始终将学校、家庭、社会等共同体定义为身体活动的"教育者",营造积极的身体活动文化氛围。

(二)身体活动兴趣和意识的引导

体育课程驱使了特定的知识、技能和态度的发展,但是青少年学生更多的日常身体活动行为往往是自发的、非结构性的课外活动。这些活动行为主要是为自身乐趣所驱动,绝少是自我健康水平或特定技能和情感发展的需要。因此,在没有外界约束力的情况下,对学生身体活动兴趣和意识的引导就显得尤为重要,这也是该指南强调积极身体活动文化建设的意义所在。电子游戏、电脑、电视等久坐性的娱乐行为对于儿童青少年可能具有天然的吸引力,鉴于儿童青少年自我控制和判断能力的欠缺,更需要营造并强化学校共同体的身体活动文化氛围,以正确引导学生健康的生活方式。Shane Pill 认为[1],从"体育课上我可以怎么教?"向"体育课上学生想学到什么?"的转变,将是引导和提升学生自主学习意识的有益尝试。广义的身体活动存在于日常生活的方方面面,该指南更强调周边环境通过身体活动文化的建设,与智能手机、电脑、电视来"争夺"孩子的活动时间,从而实现对于儿童青少年身体活动行为乃至生活方式进行正确地引导。

(三)身体活动框架设计的逐层推进

创建积极的身体活动文化是一个持续性的过程,为了更长远的发展需要不断地践行检查、咨询、规划、实施、评定、改进和再规划的发展步骤[2]。该指南紧扣国家课程标准对于学生 5 种关键能力的顶层设计,将身体活动文化的建设与学生能力的培养紧密结合在一起。通过对该指南的研读与梳理,一条层层递进的发展脉络得以逐渐清晰:身体活动指南以国家课程标准(5 种关键能力)为顶层设计的逻辑起点,作为指南设计的依据和宗旨;以有效建立学校为中心的共同体(学校、家庭、社区、俱乐部/运动中心、娱乐场场馆、公益组织等)为设计的基本策略,使其具备促进学生身体活动的意识、知识与能力;以积极身体活动文化的创建为基本手段,落实"校园风气""体育课程项目""课外活动机会""学校共同体的环境""学校共

---

[1] Pill S. Physical education — what's in a name? A praxis model for holistic learning in physical education [J]. ACHPER Australia Healthy Lifestyles Journal,2007,54(1):5.

[2] Sport and Recreation New Zealand. Physical activity for healthy confident kids' guidelines [M]. Wellington:Learning Media Limited,2008:41-45.

同体的伙伴关系"等5个向度。最终通过建立身体活动文化的整体环境,鼓励和引导学生发展成为独立、自主的身体活动学习者和参与者,并将这种习惯延续至成年,形成规律性的健康生活方式。

二、新西兰积极身体活动文化建设的启示

(一) 身体活动水平调研的全国性普查

身体活动是人类日常生活中的基本生存状态,规律的身体活动有助于促进儿童青少年的成长发育和心理健康。美国人类与健康服务部[①]发布的《身体活动与健康》研究报告,早已揭示了规律性身体活动具有降低心血管疾病风险、控制体重、发展自信心、获得成功体验、提升社交能力及公平竞争意识等的健康效应。新西兰身体活动指南提出了儿童青少年(5~18岁)的身体活动建议标准[②]:① 每天进行至少60分钟 MVPA;② 尝试多种不同的活动方式,比如游戏、文化交流、跳舞、运动比赛、娱乐、工作或交通出行等形式;③ 与家人和朋友在家、学校或社区等各种环境一起活动;④ 在学校以外的时间,每天看电视、使用电脑和玩电子游戏的久坐时间不超过2小时。同样,来美、欧、亚、澳四大洲的10余个国家都已开展了全国性的儿童青少年身体活动水平调研,并出台了相应的身体活动指南[③]。反观我国的儿童青少年身体活动研究,一方面多是间断性、地区性的身体活动调查的横断面研究,另一方面主要围绕身体活动的模式与测量方法的探究,还缺少诸如《全国学生体质健康测试》的全国性身体活动调研活动,以及基于实证数据的身体活动建议标准与行动指南。但是广义的身体活动渗透于交通出行、休闲娱乐、课间休息、体育课堂、运动比赛的方方面面,其健康效应与体能的发展不具有替代作用。Caspersen[④] 早在1985年就指出了身体活动(Physical activity)、运动锻炼(Exercise)和体能(Physical fitness)之间的显著差异。因此,我国亟待开展国家层面的大规模身体活动水平普查的研究实践,更全面地认识我国儿童青少年的身体活动行为的基本状况。

---

① U. S. Department of Health and Human Services. Physical activity and health: a reportof the Surgeon General[R]. Boston: Jones and Bartlett, 1998: 13 – 14.

② Sport and Recreation New Zealand. Physical activity for healthy confident kids' guidelines [M]. Wellington: Ministry of Education, 2008: 11 – 12.

③ 郭强,汪晓赞. 国际儿童青少年身体活动指南的透视与解析——基于美、欧、亚、澳四大洲的特征比较[J]. 成都体育学院学报,2019,45(1):98 – 104.

④ Caspersen Carl J, Kenneth Powell, Gregory Christenson. Physical activity, exercise, and physical fitness: definitions and distinctions for health-related research[J]. Public health reports, 1985, 100(2): 126.

（二）学校共同体推动身体活动文化建设

新西兰身体活动指南始终强调建立以学校为中心的共同体,进而形成积极的身体活动文化,其意义在于关注到了学校、家庭、社区、社会团体等各个层面对儿童青少年身体活动行为的综合影响。校外活动时间历来是儿童青少年健康促进的关键要素,由于校外期间他们经常进行的非组织化、非结构化的身体活动行为具有不可控性,尤其是往往受到家长、同伴的影响。在个体层面针对儿童青少年开展的身体活动项目,可能会因为不可预知的外界因素所影响。同时,学校体育课程及大课间活动等课内外身体活动的健康效益,也可能淹没在了校外期间(放学后、周末、寒暑假等)"懒散"的生活方式之中。该指南从反向的观察视角,将学校、家庭、社区、社会环境等等这些可能抑制学生活动行为的要素,当作一种资源,着手通过提升学校共同体在身体活动方面的意识、知识和能力,为学生营造出一种在校内和校外都一致的身体活动文化环境。这与社会生态学模型的观点相一致,它主要考察不同维度的因素对身体活动行为影响的交互关系。我国社会的构成以家庭为基本单位,家庭、邻里环境的影响势必会传递到孩子的行为与态度之中,因此,我国今后开展儿童青少年身体活动研究中,可以从学生的个体因素、人际关系、制度或组织因素、社区因素、公共政策等几个方面共同考察身体活动的影响因素。

新西兰身体活动指南强调积极身体活动文化的建设,实质上是一种价值的输出,使得处于各个层面的人们意识到其对于促进儿童青少年身体活动的作用和意义,在提升相关专业知识和能力的同时,也对这种身体活动文化形成了强烈的价值认同。学生掌握运动技能固然重要,但是更值得关注的是学生是否在课后主动参与锻炼,而客观上促使其身体活动水平得到提升。我国的学生、教师、家长都长期地处于"关心孩子健康,但不关心孩子运动"的矛盾之中,可能的一种解释是,学生以及周边人群都不具备通过增加身体活动促进健康的意愿、知识和能力。这涉及了更为急切的问题,就是学校体育的教育功能重塑,除了运动技能之外,有没有将学生甚至家长和教师教育成为有体育文化和运动能力的人。学生及其周边人群长期浸染在身体活动文化的环境之中,可能是促使其在校内外持续进行身体活动的重要推动力量。

第五章

身体活动与久坐行为的辩证关系

久坐行为被称作现代社会一种新的"吸烟"现象,已成为生产生活方式变革随之而来的新的社会"顽疾"。从体质健康转向身体活动的研究思路刚有萌芽,久坐行为作为健康独立风险的发现又使得人们不得不重新思考理论与行动的发展方向。当前,对于久坐行为的概念认知较为模糊,也势必会影响制度方案和行动指引的发展趋势和方向,进而导致研究和决策都无法落地。本章内容探索在不同语境之下对于久坐行为的理解,以及身体活动与久坐行为的辩证关系,为今后的实践行动提供参考和依据。

第一节　久坐行为的概念辨析

久坐行为被称作现代社会一种新的"吸烟"现象[1][2],其危害性和顽固性可见一斑,然而人们对"久坐行为"的理解还各执一词,"久坐""静坐""屏幕时间""活动不足"经常见诸报端甚至是学术刊物,且混为一谈,可见其尚未达成统一、规范的概念认知。随着学界对久坐行为作为慢性疾病独立风险因素研究的逐步深入,这个新兴领域的研究也会日趋成熟,但是概念定义的混淆势必会给青年学生、研究学者和政策制定者造成困扰,从而导致思想与行动的错位。即使满足了每天 60 分钟MVPA 的人,仍然有可能具有严重的久坐行为;反之,即使一个人的静坐时间较

---

[1] Baddeley B, Sornalingam S, Cooper M. Sitting is the new smoking: where do we stand? [J]. British Journal of General Practice, 2016, 66(646): 258.

[2] Nilay Suth. Sitting is the new smoking: is there a "NEAT DEFECT"? [J]. Journal of Medical Sciences, 2014, 3(2): 5 - 6.

少,也并不代表他的身体活动水平就是满足身体活动建议标准的。因此,久坐行为研究工作组(Sedentary Behaviour Research Network,SBRN)呼吁人们可以使用"inactive"来描述未能满足身体活动水平建议标准或是身体活动水平较低的情况[1],而对久坐行为的概念应形成统一的使用规范,并针对久坐行为、屏幕时间、静止时间、身体活动不足等给出了具体的概念界定(见表5.1)[2]。静坐或躺卧时间过多,还是身体活动水平不足,其指向的健康意义有所差异,两者应有所区别。当然,不同学者也提出了各自的观察角度,比如 Tudor-Locke[3] 和 Crai[4] 都认为低于5 000 步/天即可认为是处于一种久坐的生活方式状态之中。Viir 认为不能忽视静坐行为中,人体肌肉为了克服自身重力而维持身体直立和平衡的可测量的能量消耗的积极作用[5],这与我国气功、打坐等以静坐为表现形式的功法练习和健身功效不在本书的讨论范畴之中。

表 5.1　SBRN 术语共识项目核心概念定义一览表词语

概　　念	释　　义
身体活动不足(Physical inactivity)	未达到目前身体活动指南建议标准的身体活动水平
久坐行为(Sedentary Behaviour)	任何非睡眠状态下,当处于坐、倚靠、躺的身体姿态,且能量消耗小于等于 1.5 METs 的行为[6][7]
静止行为(Stationary Behaviour)	任何非睡眠状态下,当处于躺、靠、坐或站的身体姿态,且没有进行身体移动的行为,不考虑能量消耗

① Sedentary Behaviour Research Network. Letter to the Editor: Standardized use of the terms "sedentary" and "sedentary behaviours"[J]. Applied Physiology, Nutrition, and Metabolism, 2012, 37(3): 540 - 542.

② Tremblay M S, Salomé Aubert, Barnes J D, et al. Sedentary Behavior Research Network (SBRN) — Terminology Consensus Project process and outcome[J]. International Journal of Behavioral Nutrition & Physical Activity, 2017, 14(1): 75.

③ Tudor-Locke C, Craig C, Thyfault J P, et al. A step-defined sedentary lifestyle index: <5 000 steps/day [J]. Appl. Physiol. Nutr. Metab, 2013, 38: 100 - 114.

④ Craig C L, Cameron C, Griffiths J M, et al. Descriptive epidemiology of youth pedometer-determined physical activity: CANPLAY[J]. Med. Sci. Sports Exerc, 2010, 42(9): 1639 - 1643.

⑤ Viir R, Veraksitš A. Discussion of "letter to the editor: standardized use of the terms sedentary and sedentary behaviours" — sitting and reclining are different states[J]. Applied Physiology, Nutrition, and Metabolism, 2012, 37(6): 1256.

⑥ Sedentary Behaviour Research Network. Letter to the Editor: Standardized use of the terms "sedentary" and "sedentarybehaviours"[J]. Applied Physiology, Nutrition, and Metabolism, 2012, 37(3): 540 - 542.

⑦ Tremblay M S, Salomé Aubert, Barnes J D, et al. Sedentary Behavior Research Network (SBRN) — Terminology Consensus Project process and outcome[J]. International Journal of Behavioral Nutrition & Physical Activity, 2017, 14(1): 75.

（续表）

概　念	释　义
屏幕时间（Screen Time）	指花费在屏幕相关行为上的时间，这些行为可与久坐或身体活动同时进行
非屏幕基础的久坐时间（Non-Screen-Based Sedentary Time）	不涉及电子屏幕使用的久坐行为花费的时间
站（Standing）	个人通过脚部支撑而具有或保持直立姿态的姿势
坐（Sitting）	由臀部而非由脚部支撑个人体重的姿势，且其中个人背部直立
靠（Reclining）	介于坐和躺之间的身体姿势
躺（Lying）	在支撑表面上处于水平的身体姿势
久坐行为模式（Sedentary Behaviour Pattern）	非睡眠状态下久坐行为持续整天或整周的方式（例如，久坐开始和中断的时间、时长和频率）

　　注：对于身体活动不足，不同国家、地区以及机构，对于身体活动的建议标准各有差异，但以"每天60分钟 MVPA"最为普遍，参见第三章。

第二节　久坐行为的时空维度

　　随着长时间久坐现象日趋严重而开始受到更多研究学者关注，身体活动带来的健康效益也可能由于久坐行为的存在而受到影响。那些达到了日常身体活动推荐标准的人，仍然可能有严重的久坐行为，从而带来心血管疾病方面的健康风险，因为久坐行为逐渐被证实是一种慢性心血管疾病的独立风险因素[1][2]。因此需要重新审视身体活动、久坐行为与健康之间的剂量关系，这也给身体活动与久坐行为流行病学提出了新的研究课题。

　　久坐行为的研究自然脱离不开与"身体活动"关系的探讨。早在1985年，身体活动就被 Caspersen 定义为"由于骨骼肌的活动所产生的任何消耗能量的身体移

---

① Carson V, Hunter S, Kuzik N, et al. Systematic review of sedentary behaviour and health indicators in schoolaged children and youth: an update[J]. Applied Physiology, Nutrition, and Metabolism, 2016, 41 (6 Suppl 3): S240 - S265.

② Biswas A, Oh Pi, Faulkner Ge, et al. Sedentary time and its association with risk for disease incidence, mortality, and hospitalization in adults: a systematic review and meta-analysis[J]. Annals of Internal Medicine, 2015, 162(2): 123 - 132.

动形式"①,包含身体活动的频率、强度、时长和类型四个核心要素,而"Exercise(健身锻炼)"和"Sport(运动竞赛)"作为身体活动最常见的组织化的活动形式,长期以来一直是人们关注的焦点。但是,身体活动还包含了日常生活中大量非结构化的活动形式,也同样产生能量消耗和健康效益。欧洲学者于20世纪末提出了新的分类概念"促进健康的身体活动(Health-enhancing physical activity,HEPA)"②,强调不仅通过专门性的体育锻炼获得健康水平的提升,更要关注以走路、骑车、手工劳动、休闲娱乐、跳舞等为代表的不会带来安全风险,而又具有健康效益的日常身体活动行为③,所以应该为人们提供更多的活动机会,帮助人们终身参与到"促进健康的身体活动"之中。Levine于2001年提出了"非锻炼性活动行为(No-exercise activity thermogenesis,NEAT)"④,主要包含走路、骑车、家务劳动等日常的身体活动行为和坐、站、躺等维持身体姿态的久坐行为。这些活动行为区别于有意识的专门化的体育锻炼,但可能是人们日常身体活动能量消耗最大的组成部分,并且人们生命中的大部分时间都处于该种"非锻炼性活动"的状态之下。因此,广义的身体活动包含了诸多形式的活动行为,对人们日常活动行为影响因素的考察,具有促进其维持能量平衡,获得整体健康水平提升的关键基础作用。

本书在此基础上将不同维度的核心概念进行了重新解构,将身体活动、久坐行为、运动锻炼、非锻炼性活动、促进健康的身体活动等概念进行梳理和整合,从能量消耗和时间分布的双重视角,重新审视久坐行为与身体活动的辩证关系(见图5.1)⑤⑥。

如前所述,身体活动的概念认知指向的是各类身体移动形式的消耗热量,那么以日常能量消耗分配来划分,可能更有助于理解人们的身体活动行为,以能量消耗为横轴涵盖了全部活动行为的① 能耗分配。其中,② 基础代谢率和③ 食物热效应所需要的能耗,每个个体之间有所差异,但之于自己本身则是相对稳定的一种能耗形式,而非睡眠状态下其他身体活动行为的能量消耗则是产生个体差异的根本

① Caspersen C J, Powell K E, Christenson G M. Physical activity, exercise, and physical fitness: definitions and distinctions for health-related research[J]. Public health reports, 1985, 100(2): 126.
② European Opinion Research Group. Physical activity[R]. Special Eurobarometer 183 – 6/Wave 58. 2, 2003.
③ HEPA EUROPE. European network for the promotion of health-enhancing physical activity[R]. Copenhagen: WHO Regional Office for Europe, 2005.
④ Levine J, Melanson E L, Westerterp K R, et al. Measurement of the components of nonexercise activity thermogenesis[J]. Am J Physiol Endocrinol Metab, 2001, 281(4): E670.
⑤ 郭强. 中国儿童青少年身体活动水平及其影响因素的研究[D]. 华东师范大学,2016.
⑥ Smith A L, Biddle S. Youth physical activity and sedentary behavior: challenges and solutions[M]. Champaign: Human Kinetics, 2008: 6 – 8.

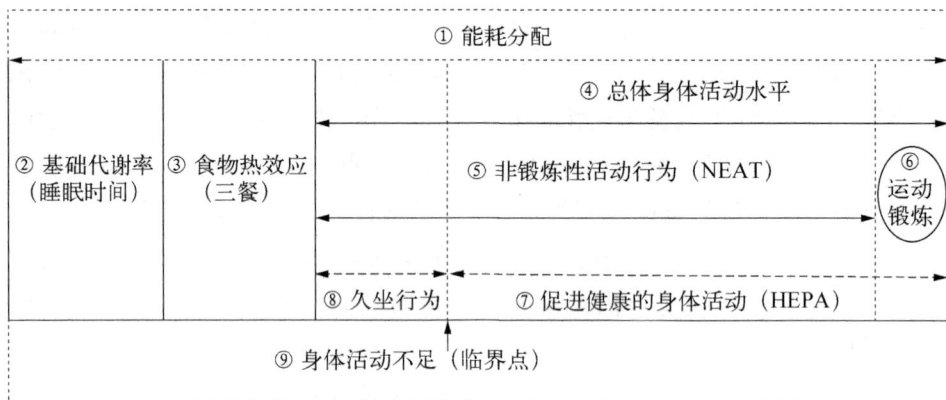

图 5.1　基于能量分配的身体活动类型关系图谱

之所在,图 5.1 中的④ 总体身体活动水平即是如此。人们大抵都用 8 小时来睡眠/休息,用 8 小时来工作/学习,而另外的 8 小时如何度过是真正产生个体差异的重要原因。

随着研究深入,对人们活动行为的认知也逐渐细分,其中④总体身体活动水平可以归结为⑤ "非锻炼性活动行为(NEAT)"与⑥ "运动锻炼行为(Exercise)"两个部分。运动锻炼这样具有主动参与意识的结构化的身体活动行为,固然对于消耗多余热量和促进身心健康有积极的益处,儿童青少年尚且在学校体育的语境范畴下,有体育与健康课以及大课间体育活动来"强制"学生锻炼,然而脱离校园环境之外,我国 20～49 岁人群平均不到 15% 的"经常参加体育锻炼"比例(20～29 岁,13.7%;30～39 岁,12.4%;40～49 岁,14.9%)[①],其问题的症结可想而知。此外,即便人们具备了规律的、积极的锻炼习惯也是不容乐观的,因为从总体能量消耗的视角来看,NEAT 才是人们日常生活中最大比例的能量消耗,久坐行为也包含其中,即非结构化的日常生活习惯(交通出行、日常劳作、工作状态、课间休息等)更是保持能量平衡的关键。

从能量消耗的视角来看,本书认为还可以划分为⑦ "促进健康的身体活动(HEPA)"和⑧ "久坐行为"两个维度,即⑦ HEPA 同时包含了专门性、结构化的运动锻炼与产生中低强度能量消耗的非结构化的日常活动行为,European Opinion

---

① 国家体育总局. 2014 年全民健身活动状况调查公报[EB/OL]http://www.sport.gov.cn/n16/n1077/n297454/7299833.html. 2015－11－16.

Research Group 认为它们同样都具有促进健康的效果。《2018 美国身体活动指南》① 去除了以往对于"持续 10 分钟及以上活动时长"的限定,即认可了日常生活中非结构化的短时的身体活动行为的健康效益。反之,其他非睡眠状态下的较低能耗水平的身体活动行为划归为 ⑧ 久坐行为(≤1.5 MET)。由此,更清晰了久坐行为之于日常生活的时空特征,不难理解一个人的运动锻炼习惯(无论是积极的还是消极的)是相对稳定的,所以那些非结构化的促进健康的活动行为则是衡量个体能否存在或导致"身体活动不足"的关键,那么久坐行为与 HEPA 之间可能存在着动态变化中的 ⑨ 身体活动不足的临界点,纵然身体活动不足因"未能满足每天 60 分钟 MVPA"的建议标准而保持着与久坐行为的"独立性"。就个体而言,虽然长期处于静坐的生活状态但通过结构化的运动锻炼也能达到"标准"的要求,但这样即使跳脱了"身体活动不足"的标签也并没有走向健康的生活方式。不可否认的是,日趋严重的久坐行为正在逐渐地"替代"人们日常身体活动行为的选择,使得人们越来越远离了"每天 60 分钟 MVPA"的运动支持环境。久坐行为代表的无论是较低的能耗水平还是长时的静坐时间,在现代生活中这个临界点不断右移进而"压缩"了 HEPA,导致更多的人无法达成日常身体活动建议标准。所以在有限的时空维度之中,如何做到促进身体活动与降低久坐行为并举,同样是体育工作者需要深度关注的问题。

第三节　久坐行为的参考标准

"每天 60 分钟 MVPA"已成为全球普遍认可的建议标准。但需要注意的是,人们处在非睡眠状态的活动时间长达 16 小时左右,所以在倡导每天 1 小时 MVPA 的同时,也要关注如何引导减少和约束日常久坐行为。儿童青少年身体活动水平呈现了随着年龄增长而持续降低的变化趋势②③,静坐时间同样反映了随年龄增长而增加的特点(4.7 小时/天~8 小时/天)④。除了基于能量消耗的久坐行为的定

① U. S. Department of Health and Human Services. Physical Activity Guidelines for Maericans, 2nd edition [R]. Washington DC: U. S. , 2018.
② Hallal P C, Andersen L B, Bull F C, et al. Global physical activity levels: surveillance progress, pitfalls, and prospects[J]. Lancet 2012, 380(9838): 247 - 257.
③ 郭强,汪晓赞. 我国儿童青少年身体活动与久坐行为模式特征的研究[J]. 体育科学,2017,37(7):17 - 29.
④ Pate R R, Mitchell J A, Byun W. Sedentary behaviour in youth[J]. British Journal of Sports Medicine, 2011, 45: 906 - 913.

义,如何促进人们熟知可操作性的减少久坐行为的建议标准是有待解决的现实问题。本书通过文献梳理,提炼了国内外对于限制久坐行为建议标准的共性特征。

Tremblay[①] 的一项囊括了 90 多万名儿童青少年的综述研究发现,每天 2 小时的屏幕相关久坐时长是体脂肪率、体能、自尊水平和学业成绩高低的临界点,世界各国或组织机构也纷纷以每天不超过 2 小时电子屏幕相关的休闲娱乐时间,作为限制久坐行为的建议标准(见表 5.2),但具体要求和建议重点有所差异,这也反映了久坐行为与健康风险的剂量关系仍处在动态探索进程之中。纵观世界各国对于久坐行为的建议标准,对于"2 小时"的时间限制指向多是"屏幕时间(Screen time)",且主要关注娱乐休闲活动中的静坐状态,即便冰岛这样常年处于高寒气候、活动形式受限的国家,也提出了"非工作所需的电子屏幕相关静坐行为不超过 2 小时/天"[②]的建议,反映了较为普遍地认可标准。此外,英国和澳大利亚都提出了"最小化"久坐时间的建议,并倡导以身体活动打破长时间静坐的学习、生活状态,尤其是英国并未明确限制每天久坐时间的建议标准。与之相反,芬兰则是以高标准来约束日常久坐行为,倡导任何形式和内容的静坐活动都不要超过 2 小时,新加坡和奥地利[③]则分别提出了静坐持续 90 分钟和 60 分钟,就需要身体活动打破这种久坐状态,这也是建议标准里为数不多地明确指出少于 2 小时久坐时间的界值点。此外,不同年龄阶段人群的特异性也是久坐行为建议标准的特点。澳大利亚、加拿大、德国针对幼儿、儿童、青少年提供了分门别类的久坐行为建议标准,呈现了年龄越低,对久坐行为(尤其是电子屏幕相关的活动)的限制要求也更高的特点,对于婴幼儿提出了不超过 30 分钟/天,甚至不建议屏幕时间的要求,但对于 60 分钟或 90 分钟的年龄特异性,各个国家仍然并不一致。然而对于成年人,比如美国、澳大利亚等都是笼统地提出了"最小化长时间静坐行为,经常性打破久坐(的工作、学习、娱乐)状态",并没有明确 2 小时/天的屏幕时间的限制。2011 年中国疾病预防与控制中心发布的《中国成人身体活动指南(试行)》[④]和 2010 年 WHO 发布的《关

① Remblay M S, Leblanc A G, Kho M E, et al. Systematic review of sedentary behaviour and health indicators in school-aged children and youth[J]. International Journal of Behavioral Nutrition and Physical Activity, 2011, 8: 9.

② Public Health Institute. Recommendations for physical activity[R]. Reykjavík: Public Health Institute, 2008.

③ Titze S, Ring-Dimitriou S, Schober P H, et al. Austrian recommendations for health-promoting physical activity[R]. Wien: Bundesministerium für Gesundheit, Gesundheit Österreich GmbH, Geschäftsbereich Fonds Gesundes Österreich, 2010.

④ 中国疾病预防控制局. 中国成人身体活动指南(试行)[M]. 北京:人民卫生出版社,2011:1-62.

于身体活动有益健康的全球建议》[1]中,甚至都没有指出久坐行为的要求和建议。除此之外,如同身体活动指南一样,对于幼儿、肥胖人群、孕妇、老年人等特定群体的久坐行为,能否提供更有针对性的建议标准,都需要研究者后续大量的实证研究来论证和辨析。

表 5.2　世界各国家和机构儿童青少年久坐行为指南一览

国家或机构	年龄	要　求	年份	来　源	发　布　者
WHO-HBSC[2]	5~17	电子屏幕相关久坐行为活动应不超过 2 小时/天	2012	久坐行为报告	WHO-HBSC 身体活动工作组
加拿大[3]	0~4	身体约束在婴儿车、高脚椅等地方的静坐状态,每次不应超过 1 小时;不建议任何电子屏幕相关的活动	2012	加拿大 24 小时身体活动行为指南	加拿大健康生活与肥胖工作组,加拿大运动生理学会,加拿大公共健康部
	5~17	电子屏幕相关的娱乐活动时间不超过 2 小时/天			
澳大利亚[4][5]	2~5	静坐及观看电子屏幕时间应限制在 1 小时/天之内	2011	澳大利亚幼儿身体活动指南	澳大利亚幼儿卓越发展研究中心
	5~17	最小化每天的久坐时间,电子屏幕相关的娱乐活动时间不超过 2 小时/天;经常性地打破长时间静坐的状态	2014	澳大利亚身体活动与久坐行为指南	澳大利亚健康部

① World Health Organization. Global recommendations on physical activity for health[R]. Geneva: World Health Organization, 2010.

② HBSC's Physical Activity Focus Group. Sedentary behaviour[R]. HBSC's International Coordinating Centre, 2012.

③ Tremblay M S, Carson V, Chaput J P, et al. Canadian 24-Hour movement guidelines for children and youth: an integration of physical activity, sedentary behaviour, and sleep[J]. Applied Physiology, Nutrition, and Metabolism, 2016, 41(6 Suppl 3): S311-S327.

④ Okely A D, Jones R A. Sedentary behaviour recommendations for early childhood[R]. Encyclopedia on Early Childhood Development, 2011.

⑤ Australian Government's Department of Health. Australia's physical activity and sedentary behaviour guidelines[R]. Woden Town Centre: Australian Government's Department of Health, 2014.

（续表）

国家或机构	年龄	要　求	年份	来　源	发布者
德国①②	婴幼儿	不建议任何电子屏幕相关的静坐活动	2017	德国儿童青少年身体活动指南：方法、数据与合理性	德国联邦卫生部
	学龄前儿童	尽可能少的进行电子屏幕相关的静坐活动，不超过 30 分钟/天			
	学龄儿童	尽可能少的进行电子屏幕相关的静坐活动，不超过 60 分钟/天			
	青少年	尽可能少的进行电子屏幕相关的静坐活动，不超过 120 分钟/天			
英国③	5～18	最小化久坐行为，限制静坐时间持续延长	2011	英国身体活动研究报告	英国健康部；英国身体活动、健康促进与保护组织
芬兰④	7～18	避免连续 2 小时以上静坐活动行为，电子屏幕相关的娱乐活动不超过 2 小时/天	2008	芬兰身体活动指南	芬兰教育部，芬兰青年协会
新加坡⑤	7～18	久坐性的娱乐活动（电视、电子游戏等）不超过 2 小时/天；持续久坐 90 分钟后，应活动 5～10 分钟	2012	新加坡儿童青少年身体活动指南	新加坡健康促进局；全国身体活动研究工作组

① Graf C, Ferrari N, Beneke R, et al. Recommendations for physical activity and sedentary behaviour for children and adolescents: methods, database and rationale[J]. Gesundheitswesen, 2017, 79(S 01): S11.

② Graf C, Beneke R, Bloch W, et al. Recommendations for promoting physical activity for children and adolescents in Germany. A consensus statement[J]. Obes Facts, 2014, 7(3): 178-190.

③ Department of Health. Physical Activity, Health Improvement and Protection. Start Active, Stay Active: A report on physical activity from the four home countries' Chief Medical Officers[R]. London: Department of Health, 2011.

④ Children and Young People's Physical Activity Expert Group of the Young Finland Association. Physical activity recommendations for 7 to 18 years of age[R]. Helsinki: Ministry of Education and Young Finland Association, 2008.

⑤ Health Promotion Board. National physical activity guidelines for children and youth aged up to 18 years: professional guide[R]. Singapore: Health Promotion Board, 2012.

（续表）

国家或机构	年龄	要　　求	年份	来　　源	发 布 者
印度①	5～17	休闲活动中电子屏幕相关静坐活动不超过2小时/天	2012	印度身体活动指南共识	Anoop Misra 等
中国②	6～17	屏幕时间不超过2小时/天	2017	中国儿童青少年身体活动指南	中国儿童青少年身体活动指南制作工作组

　　注：1. HBSC＝Health Behaviour School-Aged Children（学龄儿童健康行为研究），WHO 的一项研究项目；2. 篇幅所限，各机构、文件英文名详见参考文献。

　　值得注意的是，美国继 2008 年发布身体活动指南之后，引领了全球研制身体活动指南的风潮，但即便是 2018 年发布的美国身体活动指南第二版，也没有明确提出限制久坐行为的建议标准，仅是提出了"少坐多动"的笼统建议。虽然久坐行为日趋严重的迹象已十分明显，久坐行为的健康危害效应也成了一种新的研究课题。然而，仍然没有足够的实证研究数据支持针对某一特定人群日常的久坐行为、身体活动与健康风险的确切关系。趋势虽已明确，但是不敢"冒然"推出久坐行为的建议标准。《英格兰运动医学杂志》最新发表的文章，再次印证了"久坐行为"慢性心血管疾病独立风险因素的特性③，而《柳叶刀》④的一项覆盖了全球一百万人口的 Meta 分析研究，反映了日常静坐时间、MVPA 与全因死亡风险的动态变化关系：即使 MVPA 处于较高水平，如果具有久坐的行为习惯，仍然存在较高的死亡风险。减少久坐行为的建议标准往往伴随着身体活动指南来共同推进，随着久坐行为与健康风险剂量关系研究的深入，以大量的实证研究为基础建立专门化的久坐行为建议标准，可能会是今后的发展趋势。

---

① Physical Activity Consensus Group. Consensus physical activity guidelines for Asian Indians[J]. Diabetes Technol Ther, 2012, 14 (1)：83 - 98.

② 中国儿童青少年身体活动指南制作工作组. 中国儿童青少年身体活动指南[J]. 中国循证儿科杂志，2017,6(12)：401 - 409.

③ Stamatakis E, Ekelund U, Ding D, et al. Is the time right for quantitative public health guidelines on sitting? A narrative review of sedentary behaviourresearch paradigms and findings[J]. British Journal of Sports Medicine, 2018, 0：1 - 8.

④ Ekelund U, Steene-Johannessen J, Brown W J. Does physical activity attenuate, or even eliminate, the detrimental association of sitting time with mortality? A harmonized meta-analysis of data from more than 1 million men and women[J]. Lancet, 2016, 388：1302 - 1310.

第四节　久坐行为的测量评价

　　能量消耗水平是国际普遍认可的久坐行为评判标尺，MET 是能量消耗的表征性指标，被采用作为评测久坐行为的参考依据，以 ActiGraph 为代表的加速度计使得对 MET 客观性地测量与评价成为可能。但是，加速度计的使用成本和数据采集效率仍是阻碍大范围久坐行为流行性普查的现实问题。反之，久坐行为量表/问卷则是可操作性更强、适用人群更广泛的研究工具，但这类主观性测评往往反映的问题是工具信度较高，但是效度可能不够理想[1][2]。能否准确识别久坐行为是工具选择的主要依据，但由于久坐行为具体情况的差异性不可避免地会导致测量与评价存在一定程度的误读。比如，加速度计可以客观地测定人们身体活动和久坐行为，但是客观性数据本身无法区别久坐行为的类型，而阅读、看电视或是开车等不同久坐行为是否存在健康危害的差异性还不得而知；比如，客观性数据无法识别被试人群所处的气候环境、文化习俗以及久坐状态等特征，而这些因素势必会潜移默化地影响着人们的日常活动行为。这些优劣特点与身体活动水平主客观评测工具的问题如出一辙[3]。由此来看，客观性与主观性久坐行为评测工具相结合的使用，可能仍然是未来的发展趋势。然而，相比于屏幕时间带来肥胖、慢性心血管疾病风险所不同，Bavishi[4] 发现阅读是唯一与积极的健康指标始终正向关联的久坐类型，但是当今基于电子书与纸质书阅读的久坐行为对健康影响是否存在差异，也尚不清楚。此外，随着智能手机和网络流媒体"泛滥式"地快速普及和增长，久坐行为问卷也需要将智能手机网上娱乐等新型的久坐行为纳入其中。值得注意的是，相比于加速度计等客观性测评工具，自填式调查问卷获取的久坐行为数据反映了与健康结果更强的相关性，对儿童青少年则更为明显[5][6]。

---

① Atkin, Andrew J, Gorely, et al. Methods of Measurement in epidemiology：Sedentary Behaviour[J]. International Journal of Epidemiology, 2012, 41(5)：1460 - 1471.

② Prince S A, Leblanc A G, Colley R C, et al. Measurement of sedentary behaviour in population health surveys：a review and recommendations[J]. Peerj, 2017, 5(6)：e4130.

③ 郭强, 汪晓赞. 儿童青少年身体活动研究的国际发展趋势与热点解析——基于流行病学的视角[J]. 体育科学, 2015(7)：58 - 73.

④ Bavishi A, Slade M D, Levy B R. A chapter a day：association of book reading with longevity[J]. Social Science and Medicine, 2016, 164：44 - 48.

⑤ Arson V, Hunter S, Kuzik N, et al. Systematic review of sedentary behaviour and health indicators in school-aged children and youth：an update[J]. Applied Physiology, Nutrition, and Metabolism, 2016, 41(6 Suppl 3)：S240 - S265.

⑥ Cliff D P, Hesketh K D, Vella S A, et al. Objectively measured sedentary behaviour and health and development in childrenand adolescents：systematic review and meta-analysis[J]. Obesity Reviews, 2016, 17(4)：330 - 344.

可能因为客观性方法测得的是包含屏幕、阅读、交通各类久坐行为的总体时间，没能区分久坐类型，而主观性工具可以获得诸如屏幕时间的某类久坐行为，而屏幕时间已被证实了与慢性疾病之间的密切关系，比其他久坐类型的健康危害可能更为明显。

通过梳理国际上常用的久坐行为调查问卷(见表5.3)，发现存在几个主要特征：① "看电视""使用电脑"和"总体屏幕时间(包括看电视/电影，使用电脑娱乐或做功课)"是最广泛被调查的久坐类型，而阅读和交通出行的静坐时间则较少有问卷涉及；② 无论是青少年还是成年久坐行为的调查，大多都将周一至周五的"周中时间"与"周末时间"区分开来，关注到了两者之间生活作息状态的差异；③ 回顾式问卷的时间跨度较大，包含了过去的24小时、3天、7天、甚至12个月的较大差异，兼顾久坐时间数据的准确性和稳定性是需要注意的要点；④ 年龄差异导致无法正确评估自身久坐行为的问题仍在没有解决，对于儿童青少年尤其如此，避免过度填报和重复填报的引导性措施不够充分；⑤ 问卷信效度不尽相同，不同特征群体的差异较大，总体上适用于儿童青少年和成人久坐行为的调查，但结合客观性测量方式更佳；⑥ SITBRQ从每小时"休息频率"和"休息时长"的角度，反观日常工作中的久坐行为，而iHSQ则重点关注了校外期间的久坐行为，都提供了新的研究思路。

表5.3　儿童青少年与成人久坐行为调查问卷一览

序号	名称	适用对象	主要特征	时间	作者
1	青少年久坐行为问卷(ASAQ)	儿童青少年	回顾过去7天中平均每天的视频类、交通类、文化类、教育类、社交类的久坐活动；区分周中和周末	2007	Hardy[1]
2	青少年活动行为调查(YAP)	儿童青少年	回顾过去7天中看电视、玩游戏、使用电脑、打电话等久坐时间	2015	Saint-Maurice[2]

[1] Hardy L, Booth M L, Okely A D. The reliability of the adolescent sedentary activity questionnaire (ASAQ). Preventive Medicine, 2007, 45(1): 71-74.
[2] Saint-Maurice P F, Welk G J. Validity and calibration of the Youth Activity Profile[J]. PLoS ONE, 2015, 10(12): e0143949.

（续表）

序号	名　称	适用对象	主 要 特 征	时间	作　者
3	儿童青少年身体活动与营养问卷（CAPANS－PA）	儿童青少年	回顾过去 7 天中平均每天做家庭作业、参加周末学校、去教堂、校外补课 4 个方面的久坐时间	2011	Strugnell[1]
4	身体活动与久坐行为调查（COMPASS）	青少年	回顾屏幕时间、作业时间、电话/短信时间、上网时间等久坐行为	2014	Leatherdale[2]
5	身体活动与久坐行为调查（iHSQ）	青少年	回顾过去 7 天中，校外用于看电视、玩游戏、上网娱乐、阅读、家庭作业等久坐时间	2014	Cerin[3]
6	青少年与成人活动行为问卷（AQuAA）	成人；青少年	回顾过去 7 天中平均每天的久坐时间	2009	Chinapaw[4]
7	昨日身体活动与久坐行为回顾式问卷	成人；青少年	回顾过去 24 小时的久坐行为	2013	Matthews[5]
8	国际身体活动问卷（IPAQ）	成人	回顾过去 7 天平均每天的久坐时间	2005	IPAQ[6]
9	马歇尔久坐问卷（Marshall）	成人	回顾过去 7 天平均每天的久坐时间	2010	Marshall[7]

[1] Strugnell C, Renzaho A, Ridley K. Reliability of the modified child and adolescent physical activity and nutrition survey, physical activity (CAPANS-PA) questionnaire among chinese-australian youth[J]. BMC Med Res Methodol, 2011, 11(1): 122.

[2] Leatherdale S T, Laxer R E, Faulkner G E. Reliability and validity of the physical activity and sedentary behaviour measures in the COMPASS studyp[J]. COMPASS Technical Report Series, 2014, 2(1): 1-21.

[3] Cerin E, Sit Chp, Huang Y-J, et al. Repeatability of self-report measures of physical activity, sedentary and travel behaviour in Hong Kong adolescents for the iHealt (H) and IPEN-Adolescent studies[J]. BMC Pediatr, 2014, 14: 142.

[4] Chinapaw M J. Reliability and validity of the activity questionnaire for adults and adolescents (AQuAA)[J]. BMC Medical Research Methodology, 2009, 9.

[5] Matthews C E, Keadle S K, Sampson J, et al. Validation of a previous-day recall measure of active and sedentary behaviors[J]. Medicine & Science in Sports & Exercise, 2013, 45(8): 1629-1638.

[6] IPAQ. Guidelines for data processing and analysis of the international physical activity questionnaire (IPAQ)-short and long forms, revised on November 2005[EB/OL]. www.ipaq.ki.se/scoring, 2005.

[7] Marshall A L, Miller Y D, Burton N W, et al. Measuring total and domain-specific sitting: A study of reliability and validity[J]. Medicine & Science in Sports & Exercise, 2010, 42(6): 1094-1102.

（续表）

序号	名　称	适用对象	主要特征	时间	作　者
10	工作场所久坐–休息问卷（SITBRQ）	成人	回顾典型工作日中，每 1 小时静坐期间的休息/活动的频率；静坐性的全天工作中休息/活动的总时间	2014	Pedisic[1]
11	成人静坐时间调查问卷（SIT-Q）	成人	回顾过去 12 个月中平均每天的交通、工作、娱乐等久坐时间；区分工作日和休息日	2014	Lynch[2]
12	成人静坐时间调查问卷-7 天（SIT-Q 7-D）	成人	回顾过去 7 天中平均每天的交通、工作、娱乐等久坐时间；区分周中和周末	2014	Wijndaele[3]
13	职业性久坐与身体活动问卷	成人	回顾过去 7 天中，在工作里坐（包括开车）、站和走的时间分布	2012	Chau[4]
14	昨日成人久坐时间（PAST）	成人	回顾过去的 1 天中用于工作、交通、电视、电脑、阅读等静坐或躺卧的久坐时间	2013	Clark[5]
15	久坐行为问卷（SBQ）	超重成年人	回顾平均每天屏幕时间、阅读、工作时间等；区分周中和周末	2010	Rosenberg[6]
16	快速评估废用指数（RADI）	初级护理中的病人	量化跟踪病人看电视或使用电脑等方面的久坐时间（以及低水平的身体活动生活方式），作为临床型诊断的参考依据	2014	Shuval[7]

———————

[1] Pedisic Z, Bennie J, Timperio A, et al. Workplace sitting breaks questionnaire (SITBRQ): an assessment of concurrent validity and test-retest reliability[J]. Bmc Public Health, 2014, 14(1): 1249.

[2] Lynch B M, Friedenreich C M, Khandwala F, et al. Development and testing of a past year measure of sedentary behavior: the SIT-Q[J]. BMC Public Health, 2014, 14.

[3] Wijndaele K, De Bourdeaudhuij I, Godino J G, et al. Reliability and validity of a domain-specific last 7-d sedentary time questionnaire[J]. Medicine & Science in Sports & Exercise, 2014, 46(6): 1248-1260.

[4] Chau J Y, Van D P H P, Dunn S, et al. Validity of the occupational sitting and physical activity questionnaire[J]. Medicine & Science in Sports & Exercise, 2012, 44(1): 118-125.

[5] Clark B K, Winkler E, Healy G N, et al. Adults' past-day recall of sedentary time[J]. Medicine & Science in Sports & Exercise, 2013, 45(6): 1198-1207.

[6] Rosenberg D E, Norman G J, Wagner N, et al. Reliability and validity of the sedentary behavior questionnaire (SBQ) for adults[J]. Journal of Physical Activity and Health, 2010, 7(6): 697-705.

[7] Shuval K, Kohl H W, Bernstein I, et al. Sedentary behaviour and physical inactivity assessment in primary care: the rapid assessment disuse index (RADI) study[J]. British Journal of Sports Medicine, 2014, 48(3): 250-255.

（续表）

序号	名　称	适用对象	主　要　特　征	时间	作　者
17	老年人久坐时间测量问卷（MOST）	老年人	回顾过去7天中平均每天的看电视、使用电脑、阅读、社交或其他静坐和躺卧等的久坐时间	2011	Gardiner[1]
18	LASA久坐行为问卷	老年人	回顾平均每天用于午睡、阅读、电视、电脑、社交等久坐时间；分区周中和周末	2013	Visser[2]

　　笔者在2018年年底赴剑桥大学参加了 ISPAH(International Society of Physical Activity and Health，ISPAH)组织的"久坐行为影响机制"学术研讨会，WHO(Fiona Bull)、加拿大(Mark S Tremblay、Ian Janssen)，澳大利亚(Stuart Biddle、Neville Owen)……国际组织和国家身体活动与久坐行为指南的研制者和负责人共同探讨了针对不同特征人群，建立从幼儿到成人乃至特殊人群全覆盖的久坐行为建议标准。随着知识体系的不断完善和健康危害的逐渐明确，久坐行为流行病学也继身体活动流行病学[3]之后渐渐成为新的研究热点。我国儿童青少年久坐时间低于2小时/天的比例仅为11.8%[4]，且"中国特色"式的家庭作业静坐时间是最为突出的久坐类型，远大于休闲娱乐的屏幕时间[5]。基于本土实际的久坐行为研究，我国广大学者们仍是任重道远。

　　久坐行为可能被复杂交错的多重因素所影响，其活动行为需要在个人、学校、家庭、社会、环境和政策等多个层面来审视，而这些影响因素与久坐行为之间往往可能是非线性的复杂关系，个体的活动行为与生存状态、社会舆论、政策环境等交织在一起因而不容易被识别。然而，当前对于久坐行为的评测多是运用横断面研究的方法，强调在统计方法上进行推算和预测，但可能无法识别多重因素与久坐行

① Gardiner P A, Clark B K, Healy G N, et al. Measuring older adults' sedentary time: reliability, validity, and responsiveness[J]. Med Sci Sports Exerc, 2011, 43(11): 2127 - 2133.
② Visser M, Koster A. Development of a questionnaire to assess sedentary time in older persons-a comparative study using accelerometry[J]. Bmc Geriatrics, 2013, 13(1): 80.
③ Caspersen, Carl J. Physical activity epidemiology[J]. Exercise and Sport Sciences Reviews, 1989, 16: 423 - 474.
④ 张加林,唐炎,陈佩杰,等. 全球视域下我国城市儿童青少年身体活动研究——以上海市为例[J]. 体育科学,2017,37(1): 14 - 27.
⑤ 郭强,汪晓赞. 我国儿童青少年身体活动与久坐行为模式特征的研究[J]. 体育科学,2017,37(7): 17 - 29.

为之间的复杂关系,所以通过群体干预和政策引导等单一方式自然也无法获得减少久坐行为的持续性效果,而是需要将健康意识的提升和积极行动的推动融入日常生活方式的改善过程。同时,通过长时跟踪研究识别日常久坐时间分布的稳定状态以及影响因素之间"决定性"的关系。

无论是青少年学生的读书、作业,还是成人的工作、社交,长时间静坐是不可避免的生活状态,关键在于如何找到身体活动与久坐行为之间的平衡。那么,我国久坐行为研究可能还有待解决的问题和寻求发展的方向在于:① 形成体医结合的跨学科合作的研究队伍,厘清久坐的行为学表现与医学的健康风险之间的关系;② 加强各个特征群体的实验性实证研究,明确久坐行为与健康危害的剂量关系,提升建议指导的科学性、准确性;③ 展开久坐行为作为慢病独立风险因素的持续探索,重新审视与身体活动的关系;④ 结合学业压力和屏幕时间的本土"特色",研制久坐行为测量与评价的研究工具。2018 年,WHO 组织发布了《全球身体活动行动计划》,目标到 2025 年将全球身体活动不足的比例下降 10%[①],在此过程中,我国学者应抓住机会,为学科发展提供原创性的贡献,从而切实为儿童青少年乃至成年人健康发展提供有价值的决策依据。

---

① World Health Organization. Global action plan on physical activity 2018 - 2030: more active people for a healthier world[R]. Geneva: World Health Organization, 2018.

第六章

身体活动社会生态影响因素

社会生态学模型改变了以往单纯从生物属性认识儿童青少年体质和活动水平的发展思路,而是基于人的社会属性来重点关注儿童青少年身体活动行为与社会整体环境之间的交互关系,将多方面因素共同纳入社会生态系统的整体研究视域。本章内容在社会生态学模型的框架结构之下,结合 WHO(个体、社会环境、物理环境、政策)[1]、Sallis(个体、人际关系、机构、社区、公共政策)[2]、Welk(学校、家庭、社区)[3]等研究的基础上,将各个水平的核心要素进行了整合,从微观、中观和宏观三个维度来考察儿童青少年身体活动行为的影响因素。

第一节　微观层面——个性特征与
　　　　性别差异

一、个性特征与身体活动之间的关系

在个性心理方面,包含情绪反应、自我效能、预期成果等在内的心理因素被认

---

[1] Biddle S. J, Mutrie N. Psychology of physical activity: determinants, well-being and interventions[R]. Routledge, 2007.

[2] Sallis J F, Owen N. Physical activity and behavioral medicine[M]. Thousand Oaks, CA: Sage, 1999: 5 - 8.

[3] Welk Gregory J. The youth physical activity promotion model: a conceptual bridge between theory and practice[J]. Quest, 1999, 51(1): 5 - 23.

为是影响儿童青少年规律地进行身体活动的重要因素[1]。其中,自我效能作为重要心理认知因素,主要反映自身对于所具备的从事身体活动的能力的信心,在以往的研究中普遍被证实了对儿童青少年身体活动有显著的影响作用[2][3]。反之,合理的身体活动同样也有增强青少年自我效能的积极作用[4]。Olander 综述了 58 篇文章后发现,大多数的结果并没有如过去研究所反映的自我效能与身体活动之间较强的相关性[5]。我国学者的研究发现[6],自我效能与社会支持、学校环境一起是影响儿童青少年身体活动水平的重要因素。更值得注意的是,自我效能可能会在社会环境和物理环境与身体活动的关系之中,发挥着中介因子的作用,即外部环境因素通过自我效能对身体活动产生间接影响[7][8],每个个体能否形成对身体活动的正确认知,将影响其参与身体活动的行为。戈莎[9]对天津市的 6 万多名青少年调查显示,青少年的自我评估、个人结果预期等认知因素均与其身体活动水平有密切关系,自我认知的缺失可能导致身体活动水平的不足,而身体活动的良好认知也是青少年对自身身体活动自觉的动因之一。Dowda 和 Nahas 等人的研究发现,在调查中反应"没有足够时间""感觉太累"等问题的学生,其身体活动水平是不随着年龄而变化的独立因素,他们对于运动益处和障碍知觉的高低,才是影响身体活动行为

① David W W. Acute affective response to a moderate-intensity exercise stimulus predicts physical activity participation 6 and 12 months later[J]. Psychology of sport and exercise, 2008, 9(3): 231-245.
② Valois R F, Umstattd M R, Zullig K J, et al. Physical activity behaviors and emotional self-efficacy: is there a relationship for adolescents? [J]. Journal of School Health, 2008, 78(6): 321-327.
③ Bauman A E, Reis R S, Sallis J F, et al. Correlates of physical activity: why are some people physically active and others not? [J]. Lancet, 2012, 380: 258-271.
④ Cataldo R, John J, Chandran L, Pati S, et al. Impact of physical activity intervention programs on self-efficacy in youths: A systematic review[J]. ISRN obesity, 2013, 1-11.
⑤ Olander E. K, Fletcher H, Williams S, et al. What are the most effective techniques in changing obese individuals' physical activity self-efficacy and behaviour: a systematic review and meta-analysis[J]. International Journal of Behavioral Nutrition and Physical Activity, 2013, 10(29): 1-15.
⑥ 司琦, 苏传令, Kim Jeongsu. 青少年校内闲暇时间身体活动影响因素研究[J]. 首都体育学院学报, 2015, 27(4): 341-345.
⑦ Beets M W, Pitetti K H, Forlaw L. The role of self-efficacy and referent specific social support in promoting rural adolescent girls' physical activity[J]. American Journal of Health Behavior, 2007, 31(3): 227-237.
⑧ Motl R W, Dishman R K, Saunders R P, et al. Perceptions of physical and social environment variables and self-efficacy as correlates of self-reported physical activity among adolescent girls[J]. Journal of Pediatric Psychology, 2007, 32: 6-12.
⑨ 戈莎, 郭雪鹏, 颜芳. 天津市初中生身体活动行为自我认知研究[J]. 中国学校卫生, 2015, 36(7): 1016-1018.

的关键因素①②。儿童青少年无论是对自身改变活动能力的信心,还是对活动行为益处的认知,都是导致其意愿和动力不足的重要因素,这也说明外部引导和内部建设的积极意义。

二、性别差异与身体活动之间的关系

在个体差异方面,身体活动的性别差异已被广泛的研究所证实,男生身体活动水平明显高于女生,尤其是中等到大强度的身体活动水平③。而儿童青少年的肥胖状况往往被认为与身体活动不足有着"天然"的联系,基于能量守恒的实证研究认为④⑤,身体活动始终肩负着管理体重和维持身体形态的使命(控制体重以及预防肥胖导致的健康问题)⑥。但是 Reilly 等人的研究结果显示,身体活动不足与儿童青少年肥胖的相关性较弱,而两者最强的一致性往往出现在儿童青少年肥胖发生的早期⑦⑧,这可能提供了另外的视角,伴随儿童青少年成长过程,不可避免地增进了与社会环境的接触,其身体活动的影响因素也变得多元和复杂。尤其是 Metcalf 和 Ekelund 的研究显示,身体活动不足不能充分地预测和解释儿童和成人肥胖的发生,但是肥胖的状况却是有效预测身体活动不足的重要影响因素⑨。因此,持续增长的肥胖率可能是识别身体活动不足的关键影响因素,因为肥胖可能随之给儿童青少年带来了消沉的意志⑩、自卑的情绪⑪、社会交往和健康生

---

① Nahas M V, Goldfine B. Determinants of physical activity in adolescents and young adults: The basis for high school and college physical education to promote active life styles[J]. Physical Educator, 2003, 60: 42-57.

② Sherrick-Escamilla S. Factors affecting self-reported physical activity in children aged 10-12[D]. Wayne State University, 2007.

③ Hallal P C, Andersen L B, Bull F C, et al. Global physical activity levels: surveillanceprogress, pitfalls, and prospects[J]. Lancet 2012, 380(9838): 247-257.

④ Ness A R, Leary S D, Mattocks C, et al. Objectively measured physical activity and fat mass in a large cohort of children[J]. PLoS Medicine, 2007, 4: e97.

⑤ Trinh A, Campbell M, Ukoumunne O C, et al. Physical activity and 3-year BMI change in overweight and obese children[J]. Pediatrics, 2013, 131(2): e470-e477.

⑥ Hill J O, Wyatt H R. Role of physical activity in preventing and treating obesity[J]. Journal of Applied Physiology, 2005, 99: 765-770.

⑦ John J Reilly, Julie Armstrong, Ahmad R Dorosty. Early life risk factors for obesity in childhood: cohort study[J]. BMJ, 2005, 330: 1357.

⑧ Jane Wardle, Naomi Henning Brodersen, Tim J Cole, et al. Development of adiposity in adolescence: five year longitudinal study of an ethnically and socioeconomically diverse sample of young people in Britain[J]. BMJ, 2006, 332: 1130.

⑨ Metcalf B S, Hosking J, Jeff ery A N, et al. Fatness leads to inactivity, but inactivity does not lead to fatness: a longitudinal study in children[J]. Archives of Disease in Childhood, 2011, 96: 942-947.

⑩ Goldfield G S, Moore C, Henderson K, et al. Body dissatisfaction, dietary restraint, depression, and weight status in adolescents[J]. Journal of School Health, 2010, 80(4): 186-192.

⑪ Swallen K C, Reither E N, Haas S A. Overweight, obesity, and health-related quality of life among adolescents: The National Longitudinal Study of Adolescent Health[J]. Pediatrics, 2005, 115: 340-347.

活方式选择的困难等等阻碍其进行身体活动的因素,身体活动、营养膳食、久坐行为和肥胖这些因素需要纵向的考察,来抑制慢性疾病风险因素,提升整体健康水平。

身体活动研究在个体层面始终存在着一种困惑,个体差异及其与外界环境的互动关系可以被识别,但是在干预实践中仍然很难找到合适的解决办法,因为那些由于性别、体质、基因等生物学特征所导致的心理的差异,往往需要很长时间甚至根本无法改变。

第二节　中观层面——社会及物理支持环境

一、学校、家庭环境与身体活动之间的关系

《2014 年全民健康活动调查公告》显示,"怕影响学习"成为我国 6～19 岁儿童青少年"不愿参加体育锻炼"的最主要原因(44.2%)[1],相比于以往经常从学生和家长口中听到的"没时间"的理由,"怕影响学习"可能来得更加真切。在国外也有类似的情况,Neumark[2]在 8 个月内对同一批青少年学生进行了 3 次身体活动水平调查,"时间的限制"和"同伴、家长、老师的支持"被同学们普遍认为是影响其身体活动行为的最主要因素。但是,这两点社会问题的背后无疑都指向了学校、家庭乃至社会,在身体活动方面给儿童青少年输出了不积极的价值观念,孩子们的活动行为总要让位于其他课业学习。简单来说,这两者分别指向的是孩子的"身心健康"和"学习成就",所以需要反问那些一味强调不能"输在起跑线"的家长和教师们,到底是不是在"关心"孩子,至少可能是关心的不够全面或者不够科学。儿童青少年大量的校外时间与家人共同度过,家庭环境的鼓励、支持和引导将是对儿童的活动行为重要的影响因素。

---

① 国家体育总局. 2014 年全民健身活动状况调查公报 [EB/OL]. http://www.sport.gov.cn/n16/n1077/n297454/7299833.html. 2015-11-16.

② Neumark-Sztainer D, Story M, Hannan P J, et al. Factors associated with changes in physical activity: a cohort study of inactive adolescent girls[J]. Archives of Pediatrics & Adolescent Medicine, 2003, 157(8): 803-810.

　　Heitzler[①]和 Spinks[②]针对身体活动类型的特征进行调查,相比于"自由时间"和"非结构化"的身体活动,父母的支持与"组织化"和"结构化"的身体活动行为表现出了更紧密的相关性。儿童青少年在校外往往进行的是非正式、非结构化的休闲娱乐活动行为,它们由于不必担心竞争和考评的压力更受到女生的青睐[③]。根据前人的研究值得深思的是,可能是家长对于自由时间和非结构化活动行为的影响作用的确有限,反之,也可能是对于非组织化和非结构化的活动行为(比如上下学的交通方式、校外在街道的玩耍、周末参与的家务劳动等等)影响因素的识别能力还有限,从而导致对这些活动行为关注的缺失。此外,家长的学历水平[④]以及家庭收入[⑤]等客观因素,也分别与孩子的身体活动水平呈现显著地正相关和负相关。家庭环境与身体活动的关系往往是混合在一起,并由于儿童青少年的年龄、性别、时间等的不同而产生差异,家长有必要做做"功课"重新认识自己在孩子健康成长的角色定位,教育子女甚至要先从"教育"家长开始。

　　学校是儿童青少年观察、学习和实践健康相关行为的主要社交环境,最便于组织实施对学生身体活动行为的干预,同时也意味着其活动行为和价值观念最容易受到学校环境的影响。20 世纪 90 年代,McKenzie 等学者就意识到,尽管学生们可能有常规的体育课程,但是由于班级人数和时间的限制无法有效实现运动技能和体能练习的目标[⑥],而通过体育课上增加可利用器材(物理环境)、提供身体活动空间(政策支持)、配备合格的指导教师(社会环境)等措施,是有效增加学生整体身体活动水平的一种手段[⑦]。在体育课之外,学校课外活动是学生进行非结构化活动

① Heitzler C D, Martin S L, Duke J, et al. Correlates of physical activity in a national sample of children aged 9 - 13 years[J]. Preventive Medicine, 2006, 42: 254 - 260.

② Spinks A, Macpherson A, Bain C, et al. Determinants of sufficient daily activity in Australian primary school children[J]. The Journal of Paediatrics & Child Health, 2006, 42: 674 - 679.

③ Elder J P, Lytle L, Sallis J F, et al. A description of the social-ecological framework used in the trial of activity for adolescent girls (TAAG)[J]. Health education research, 2007, 22(2): 155 - 165.

④ Kantomaa M T, Tammelin T H, Näyhä S, Taanila A M. Adolescents' physical activity in relation to family income and parents' education[J]. Preventive Medicine, 2007, 44(5): 410 - 415.

⑤ Tandon P, Zhou, Sallis J F, et al. Home environment relationships with children's physical activity, sedentary time, and screen time by socioeconomic status[J]. International Journal of Behavioral Nutrition and Physical Activity, 2012, 9(1): 88.

⑥ McKenzie T L, Feldman H, Woods S E, et al. Children's activity levels and lesson context during third-grade physical education[J]. Research Quarterly for Exercise and Sport, 1995, 66: 184 - 193.

⑦ Monge-Rojas R, Garita-Arce C, Sanchez-Lopez M, Colon Ramos U. Barriers to and suggestions for a healthful, active lifestyle as perceived by rural and urban Costa Rican adolescents[J]. Journal of Nutrition Education and Behavior, 2009, 41: 152 - 160.

的主要形式。Pretty① 提出的"绿色运动（Green Exercise）"概念，特别强调儿童青少年在室外自然条件下进行活动的益处。相比于体育课，户外自由活动时间能够进行自主的非结构化的身体活动，更受学生，尤其是女生的喜欢②。虽然户外活动对于整体身体活动水平的贡献度有限，但是非结构化的户外活动有助于帮助学生认识自己与周围环境的关系，促进社会交往，反过来这也是影响青少年学生从事身体活动，参与体育锻炼的重要因素。

青少年在校内较高的 MVPA 与全天的 MVPA 有显著相关性③，在学校课内外较高的身体活动，在一定程度上预示着整体上积极的身体活动行为习惯。儿童青少年身体活动行为是一个动态发展的过程，持续 1 年以上的干预可能会对儿童青少年的身体活动行为产生稳定的、持续的影响效果④。根据现有的文献报道来看，我国在中小学校里开展的长时跟踪研究较少，与 Elder 等人的观察一致，学校作为易于操作的组织化环境并没有在这样的研究中得以很好地运用⑤。

二、建成环境与身体活动之间的关系

20 世纪 90 年代，随着工业化进程的加剧，交通道路设计者和城市规划者开始研究怎样使人们更多地选择走路或骑车出行，他们的出发点是缓解交通拥堵，降低空气污染，增强社区意识⑥。但公共健康和运动医学领域的学者从中获得了启发⑦，基于城市规划和环境建设的目的，客观上可以促使人们增加身体活动水平，完全不同于传统身体活动流行病学以个人行为习惯为主要对象的研究视角。这些方法和理念地逐步整合，促进了身体活动研究领域的拓宽和视野的开阔。如今，

① Pretty J, Griffin M, Sellens M, Pretty C. Green exercise: complementary roles of nature, exercise and diet in physical and emotional well-being and implications for public health policy [R]. Colchester: University of Essex, 2003.
② Wood C, Gladwell V, Barton J. A Repeated measures experiment of school playing environment to increase physical activity and enhance self-esteem in UK school children[J]. PloS ONE, 2014, 9(9): e108701.
③ Long M W, Sobol A M, Cradock A L, et al. School-day and overall physical activity among youth[J]. American Journal of Preventive Medicine, 2013, 45(2): 150-157.
④ Lai S K, Costigan S A, Morgan P J, et al. Do school-based interventions focusing on physical activity, fitness, or fundamental movement skill competency produce a sustained impact in these outcomes in children and adolescents? A systematic review of follow-up studies[J]. Sports Medicine, 2014, 44(1): 67-79.
⑤ Elder J P, Lytle L, Sallis J F, et al. A description of the social-ecological framework used in the trial of activity for adolescent girls (TAAG)[J]. Health Education Research, 2007, 22(2): 155-165.
⑥ Frank L D, Engelke P O, Schmid T L. Health and community design: The impact of the built environment on physical activity[M]. Washington, DC: Island, 2003: 253.
⑦ Sallis J F, Cervero R B, Ascher W, et al. An ecological approach to creating active living communities [J]. Annual Review of Public Health, 2006, 27: 297-322.

建成环境（Built Environment，BE）作为社会生态学模型的一个重要维度，对人们身体活动的影响已受到学者们的广泛关注。建成环境不仅是建筑群的简单集合，更是经济、文化和环境等各种因素，为了满足社会建构需求而共同作用的结果。城市规划"抢占"了城市空间之后，建成环境自顾自地限制或者说干扰着儿童青少年身体活动行为的选择，那么在他们与建成环境无力的"对话"中，可能被动地选择了每天让父母车接车送上下学、放学后参加补习/培训、周末和同伴集体打游戏等等。Almanza 的研究显示，家庭附近有公共绿地活动空间的孩子，其MVPA 水平是其他孩子的 4.72 倍[1]。对于儿童及其与建成环境互动关系的系统知识，可以用来提升儿童生活环境的整体设计，这同样适用于有利创设身体活动环境的设计。

建成环境的"步行适宜性（Walkability）"[2]是公共土地的综合使用，街道网络链接的紧密性和高密度居住空间的集中反映，"5D"理论，即人口密度（Population Density）、步行的人性化设计（Pedestrian-friendly Design）、目的多样性（Diversity of Destinations）、目的地易接近（Destination Accessibility）和交通中转距离（Distance to Transit），被用来评估建成环境的步行适宜性[3][4]，走路、步行这种最基本的活动形式，开始纳入建成环境与身体活动水平关系的研究之中。Sunarja[5]对澳大利亚公共空间的调查发现，人们在 400 米以上的距离往往就会选择机动车的出行方式。而这些活动行为可能并不是儿童青少年自己选择的结果，而是源于建成环境的综合影响作用[6]，人行道、公园、娱乐设施、交通安全等居住环境都可能影响儿童青少年以及家长活动行为的判断和选择。比如发现交通设施的便利性、道路的安全感甚至街道设计的美观度都可能是影响外出活动的原因[7][8]。

① Almanza E，Jerrett M，Dunton G，et al. A study of community design，greenness，and physical activity in children using satellite，GPS and accelerometer data[J]. Health Place，2012，18(1)：46 - 54.

② Sallis J F，Cervero R B，Ascher W，et al. An ecological approach to creating active living communities [J]. Annual Review of Public Health，2006，27：297 - 322.

③ Brown B B，Smith K R，Hanson H，et al. Neighborhood design for walking and biking：Physical activity and body mass index[J]. American Journal of Preventive Medicine，2013，44：231 - 238.

④ Ewing R，Cervero R. Travel and the built environment：A meta-analysis[J]. Journal of the American Planning Association，2010，76：265 - 294.

⑤ Sunarja A，Wood G，Giles-corti B. A factsheet on healthy public open space design for multi-users and multi-uses[R]. Perth，Western Australia：University of Western Australia，2008.

⑥ O. Ferdinand A，Sen B，Rahurkar S，et al. The relationship between built environments and physical activity：a systematic review[J]. American Journal of Public Health，2012，102(10)：e7 - e13.

⑦ Owen N，Humpel N，Leslie E，et al. Understanding environmental influences on walking：review and research agenda[J]. American Journal of Preventive Medicine，2004，27：67 - 76.

⑧ Boarnet M G，Anderson C L，Day K，et al. Evaluation of the California safe routes to school legislation：urban form changes and children's active transportation to school[J]. American Journal of Preventive Medicine，2005，28(2 Suppl. 2)：134 - 140.

　　社会生态学认为,各个维度的影响因素具有互动性的作用关系,而共同影响着身体活动水平。Stokols[1]绘制了个性心理(自我效能)、社会环境、物理环境因素与身体活动的关系结构图(见图 6.1),反映了身体活动影响因素之间存在的直接或间接的复杂关系,也再一次提醒了心理认知、外部环境与身体活动可能存在的非线性的交互作用。

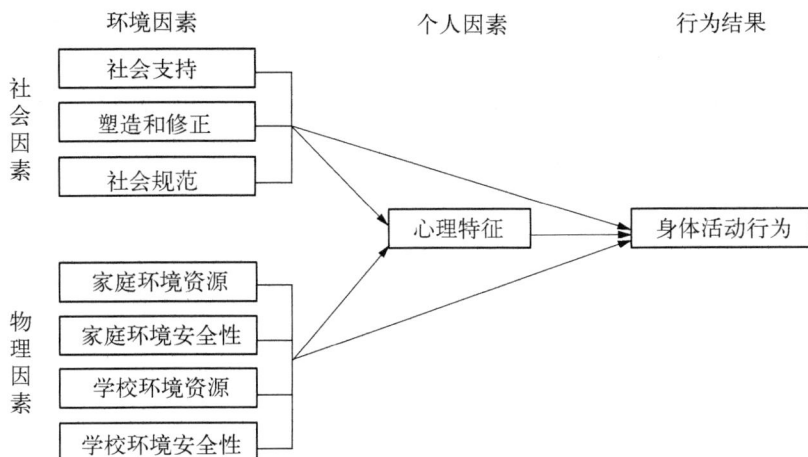

图 6.1　个人因素、环境因素与身体活动的相关关系

第三节　宏观层面——公共政策与大众传媒

一、积极活动政策在顶层设计中的指引

　　政府以及非政府组织提供的身体活动政策向导及法律法规,可能对儿童青少年产生群体性、长期性的影响[2],这也是该影响因素的最大特点。WHO[3]、美国医

[1] Stokols D. Translating social ecological theory into guidelines for community health promotion[J]. American Journal of Health Promotion, 1996, 10(4): 282 - 298.
[2] Bellew B, Bauman A, Martin B, et al. Public policy actions needed to promote physical activity[J]. Current Cardiovascular Risk Reports, 2011, 5: 340 - 349.
[3] World Health Organization. Global strategy on diet, physical activity and health[R]. Geneva: WHO, 2004.

学研究所①、英国临床医学会②都将环境和政策的改变作为抗击肥胖和提升身体活动水平的主要策略,倡议和指导人们以实际行动改善健康状况,尤其是建立身体活动促进的秩序和规范,在地区乃至全国各个层面发挥作用。公共政策就是要通过创建协调社会环境和物理环境,提供基础设施、舆论宣传和实施框架的顶层设计,以实现促进人们生活方式改善的长期效果。比如,WHO 在《饮食、身体活动与健康全球战略》报告中,为政府设定了核心角色,即创建一个鼓励个人、家庭和社区进行身体活动的大环境③。而公共政策同样可以通过建设步行和自行车道、配置公共器材、规划土地使用、实施学校综合健康计划等具体操作,促进人们身体活动水平的提升。公共政策从宏观层面发挥了其他元素所无法替代的作用,其政策的引导、设计的指向、实施的步骤都直接或间接的与人们的身体活动行为有着密不可分的关联。

自《2008 美国身体活动指南》以来,各国也相继提出了自己的身体活动建议标准,但是其儿童青少年的身体活动水平仍然呈现了持续下降趋势。因为身体活动指南属于宏观政策范畴,不是具体的实施操作手册,其具体实施还需要本地政策的指导和支持。Pucher 基于欧洲的研究结果显示④,德国、丹麦、荷兰的公共政策和支持环境有效地促使和保障了人们较高的身体活动水平。而 Salvesen 在美国马里兰州的案例研究显示⑤,对于本地政策能否有效落实而促进身体活动水平提升,可能受制于几个方面的因素:本地机构具备的身体活动相关知识和意识;执行政策和解决问题的意愿;协调、组织、运行的能力;资金、人员等公共资源的配套。因此,在政策层面,本地机构能否有效解读和落实国家的宏观政策,是影响儿童青少年身体活动行为的因素之一。

二、积极活动文化氛围中大众传媒中的实现

伴随着科技文明的发展,人们已经走入信息时代,个人的想法"淹没"在了一拨

① Koplan J P, Liverman C T, Kraak V I, eds. Preventing childhood obesity: health in the balance[R]. Washington, DC: Institute of Medicine, 2004: 2-5.
② Hillsdon M, Cavill N, Bull F. Interventions that use the environment to encourage physical activity: Evidence review[M]. London: National Institute for Health and Clinical Excellence, 2006.
③ World Health Organization. Global strategy on diet, physical activity and health[R]. Geneva: WHO, 2004.
④ Pucher J, Buehler R. Making cycling irresistible: lessons from the Netherlands, Denmark and Germany [J]. Transport Rev, 2008, 28: 495-528.
⑤ Salvesen D, Evenson K R, Rodriguez D A, et al. Factors influencing implementation of local policies to promote physical activity: a case study of Montgomery County, Maryland[J]. Journal of Public Health Management & Practice Jphmp, 2008, 14(3): 280-288.

又一拨的信息大潮之中。新闻、媒体、广告等各种新闻媒介融会成了人们生存的信息环境,在传播健康知识的同时,也让人们成了健康行动的"旁观者",信息环境与儿童青少年的生活也天然地交织了一起,充斥在他们的各种活动行为之中。Chau[1] 和 Faulkner[2] 在澳大利亚和加拿大的调查结果显示,在新闻传媒出现的身体活动相关的主题,明显少于肥胖、饮食和吸烟等热点话题。所反映的问题在于,虽然提醒人们尤其是儿童青少年注意健康危害,但没有关注如何正向地引导和促进其身体活动行为的改善,错失了身体活动的"教育"机会。Ben[3] 针对身体活动主题的采访得到了类似的结果,受访者认为大众传媒过多地关注了疾病健康风险和医疗保健,而没有提供身体活动方面实践性的指导建议。信息环境的建立应该传播身体活动健康效益、影响因素及操作方法等价值和理念,新闻实事类大众媒介还应该帮助人们建立识别健康风险的意识,担当呼吁大众健康行动的使命。良好信息环境的创建本身,就是一种强大的正向引导。相比于公众传媒,信息环境的影响也反应在日常生活之中,比如增加公园和人行横道的标识,限制眼花缭乱的商业广告,增设健康行为的推广和传播等。身体活动不足不仅是个人问题,如今已成为社会的普遍现象和严峻的健康问题。

斯坦福大学针对成年人的心脏疾病研究项目[4],尝试了高密度地运用了电视、广播、报纸等公共媒介,以及点对点的发送短信提示消息等方式,旨在提升被试者的健康意识,推动他们健康行为的改善。Berkowitz[5]同样运用相似的公共传媒的方式,在封闭式的环境中帮助孩子保持和提升身体活动水平。正如 Gregory Heath 认为[6],公共传媒的方式在特定环境和群体之中来运用效果更加明显。实际上,无论是针对成人还是儿童青少年,无论在开放空间还是封闭环境,公共媒介都是行使

[1] Chau J, Bonfiglioli C, Chey T, et al. The Cinderella of public health news: physical activity coverage in Australian newspapers, 1986-2006[J]. Australian and New Zealand Journal of Public Health, 2009, 33: 189-192.

[2] Faulkner G, Finlay S J, Roy S C. Get the news on physical activity research: a content analysis of physical activity research in the Canadian print media[J]. Journal of physical activity & health, 2007, 4: 180-192.

[3] Smith B J, Bonfiglioli C M. Physical activity in the mass media: an audience perspective[J]. Health Education Research, 2015, 30(2): 359-369.

[4] Young D R, Haskell W L, Taylor C B, et al. Effect of community health education on physical activity knowledge, attitudes, and behavior. The Stanford Five-City Project [J]. American Journal of Epidemiology, 1996, 144(3): 264-274.

[5] Berkowitz J M, Huhman M, Nolin M J. Did augmenting the VERB Campaign advertising in select communities have an effect on awareness, attitudes, and physical activity? [J]. American Journal Preventive Medicine, 2008: 34 (suppl 6): S257-S266.

[6] Heath, G W, Parra, D C, Sarmiento, O L, et al. Evidence-based intervention in physical activity: lessons from around the world[J]. The lancet, 2012, 380(9838): 272-281.

了一种"健康教育"的功能，这些身体活动相关的简短的、非正式的、操作性的、激发性的信息，相当于在不知不觉间为人们营造了一种积极身体活动的环境和氛围，教师、家长和大众公共传媒都应该来做这样的工作。儿童青少年接收到来自外界的正向或负向的信息，可能会在潜移默化中对他们的身体活动行为产生影响作用。

第七章

身体活动与久坐行为的分布特征

身体活动不足作为一种"非传染性慢性疾病",对儿童青少年身心健康的影响已得到了大量研究的证实,尤其是慢病低龄化的趋势需要社会给予更多的关注。而儿童青少年身体活动与久坐行为的流行性普查,则是识别"病因"、预测趋势和设计行动方案的前提基础,也是身体活动流行病学研究的关键环节。欧美发达国家以及日本、韩国等亚洲国家均已开展了身体活动水平的全国性普查,并提出了相应的指导性标准和建议。作为一项横断面研究,在大规模流行性调查工具的选择以及数据内在关系的挖掘是本章的重点和难点之一。在身体活动流行病学研究实践中,问卷调查是最广泛地被使用的工具和方法,包括 WHO、国际肥胖工作组、美国疾控中心、中国疾病预防与控制中心等都在使用该主观性的调查研究方法。本章内容主要通过主观性调查问卷,分析我国儿童青少年身体活动与久坐行为的分布特征,探究身体活动与久坐行为的变化趋势和规律及其性别与年龄特征,整体性地理解儿童青少年身体活动行为。

第一节　基本研究步骤

一、研究目的

本书对我国儿童青少年身体活动与久坐行为的基本现状,进行跨年龄、跨地域的大规模调查,以了解我国儿童青少年不同性别、年龄分类下的身体活动与久坐行为的分布特征,探究身体活动与久坐行为的变化趋势和规律,整体性地理解儿童青少年身体活动行为。

二、研究对象与方法

(一) 研究对象

本研究在全国范围内共调研了小学三年级至高中三年级学生,共19 425 人,范围覆盖了上海市、重庆市、山东省、福建省、安徽省、浙江省、内蒙古自治区等 7 个省(直辖市、自治区)。经无效数据的筛选与剔除,录入分析的最终人数为 18 242 人,其中男生 9 291 人(51.9%),女生 8 951 人(49.1%),详见表 7.1、7.2。

表 7.1　调查问卷回收情况统计表

调查对象	回收问卷	有效问卷	问卷有效率
小　学	9 946	9 493	95.4%
初　中	5 619	5 536	98.5%
高　中	3 860	3 213	83.2%

注:由于采用网络问卷的形式,数据库自动获取的数量即"回收问卷",而没有"发放问卷"数量。

表 7.2　人口统计学基本信息一览

序　号	类　　别		N	百分比(%)
1	省(直辖市、自治区)	上海	9 256	50.7
		福建	2 966	16.3
		山东	2 498	13.7
		内蒙古	2 178	11.9
		重庆	560	3.1
		安徽	537	2.9
		浙江	213	1.2
2	年　龄	8 岁	1 902	10.4
		9 岁	2 861	15.7
		10 岁	2 839	15.6
		11 岁	1 882	10.3
		12 岁	1 533	8.4
		13 岁	1 869	10.2

（续表）

序　号	类　　别		N	百分比(%)
2	年　龄	14 岁	1 356	7.4
		15 岁	1 424	7.8
		16 岁	1 427	7.8
		17 岁	908	5.0
		18 岁	412	1.3

　　本书涵盖了 8～18 岁各年龄段的被试群体，其身体发育和心理成长存在一定的阶段性的发展变化规律，比如有青春期、叛逆期、生长期、发育期等等不同的"标签"。因此，除了人口统计学基本信息和正常值的百分位分布，其他部分的数据分析过程均按年龄阶段水平进行划分，而不是每个年龄逐一的报告，以便集中反映相应年龄段学生的身体活动与久坐行为分布特征。本书依据儿童青少年身体发育高峰期和心理特征叛逆到成熟期变化的一般规律，综合了我国相关群体的大样本研究报道①②③④⑤，进行了不同年龄阶段组别的划分：8～12 岁，13～15 岁，16～18 岁。

（二）研究方法

　　本书在全国范围内开展了大规模的身体活动与久坐行为流行性调查，主要采用了两种回顾式、自填式调查问卷"儿童青少年身体活动调查问卷（PAQ‐CN）"和"儿童青少年久坐行为调查问卷（ASAQ‐CN）"⑥。其中，PAQ‐CN 采用李克特 4 点式调查问卷的设计，共设置了 9 道问题（附录 1），涉及了"体育课""课间活动""午休时间""周末活动"等题项，适用于上学期间的身体活动水平调查。通过计分方式（连续性变量）测量身体活动一般水平，将 9 道题的得分相加并取平均值，即为

---

① Barry M Popkin. China Health and Nutrition Survey‐2011 Child Survey[EB/OL]. http：//www. cpc. unc. edu/projects/china/data/questionnaires. 2011.
② 赵法伋. 中国儿童青少年营养与体质[C]//首届中国宏观经济形势与营养保健食品产业发展走势大型报告会会刊，2002.
③ 潘建平，王飞，张华，等. 中国城市 3～17 岁儿童青少年忽视状况[J]. 中华预防医学杂志，2012，46(1)：258‐262.
④ 邬盛鑫，马受良，马军. 儿童青少年体质量指数与腰臀围及腰臀比关系的研究[J]. 中国学校卫生，2009，30(3)：259‐261.
⑤ 季成叶. 生长发育一般规律及调查方法与评价[J]. 中国学校卫生，2000，21(1)：77‐78.
⑥ 郭强. 中国儿童青少年身体活动水平及其影响因素的研究[D]. 华东师范大学，2016.

身体活动水平的最终得分(1~5分,保留一位小数点)。同时,PAQ-CN得分进一步划分为三个类别,即低强度身体活动水平(PAQ≤2)、中等强度身体活动水平(2<PAQ≤3)、高强度身体活动水平(PAQ>3)。ASAQ-CN通过具有"久坐属性"的相关问题,来调查儿童青少年的久坐时间或久坐水平,该问卷包含日常久坐行为(11道题目)与周末久坐行为(12道题目)两个部分(附录2),调查被试者每天在相应久坐活动上花费的时间(不包含日常课堂学习的久坐时间),且这些题目被划分为5个维度:视频类久坐活动、交通类久坐活动、文化类久坐活动、教育类久坐活动、社交类久坐活动。根据5个子维度将日常和周末久坐行为时间分别相加,分别得到日常和周末久坐行为的总时间,最后将两者相加,即为被试者常规的一周内总体的久坐时间。

在摸查了被试地区和学校基本情况之后,综合考虑时间、资金、人力等成本,采用了"网络问卷"的调研方式,被试学生集中在学校计算机教室完成填写和提交,研究者在网络终端的后台回收、整理、汇总与分析数据。本书运用Epi Info 3.5.4、Stat/Transfer 9.03.07、Microsoft Excel 2010、LMS Chart Maker 2.5.4和SPSS 22.0,进行数据的管理,分析儿童青少年身体活动与久坐行为的分布特征与发展趋势。

第二节 具体研究结果

一、身体活动的分布特征分析

(一) 身体活动水平整体偏低,并随年龄增长而持续下降

通过表7.3可以直观地观察身体活动水平在P3~P97的百分位正常值分布情况,且各年龄段P50的身体活动水平得分均是男生高于女生。但是,男生身体活动水平得分呈现小幅度的上下波动,但女生反映了随年龄增长而得分持续降低的变化趋势,尤其自16~18岁期间,女生整体处于较低强度身体活动水平(PAQ-CN≤2)。由表7.4可见,儿童青少年的身体活动水平在各年龄段(8~18岁)均呈现了显著的性别差异,除了9岁之外,女生的身体活动水平均低于男生(P<0.01)。由图7.1可见,男生、女生各年龄段得分平均值进行折线图对比,更加清楚地观察到女生身体活动水平持续的下滑趋势。

表 7.3　儿童青少年身体活动水平百分位分布

年龄	性别	L	M	S	P3	P5	P10	P15	P25	P50	P75	P85	P90	P95	P97
8	男	0.13	2.46	0.28	1.43	1.53	1.71	1.83	2.03	2.46	2.97	3.27	3.49	3.85	4.09
	女	0.30	2.40	0.26	1.41	1.52	1.69	1.81	2.00	2.40	2.86	3.12	3.31	3.61	3.81
9	男	0.19	2.45	0.27	1.42	1.53	1.70	1.83	2.03	2.45	2.94	3.24	3.45	3.78	4.01
	女	0.26	2.39	0.26	1.41	1.51	1.68	1.80	1.99	2.39	2.85	3.12	3.31	3.62	3.82
10	男	0.24	2.48	0.28	1.43	1.53	1.71	1.84	2.05	2.48	2.97	3.27	3.48	3.81	4.04
	女	0.23	2.40	0.27	1.41	1.51	1.68	1.80	2.00	2.40	2.86	3.14	3.34	3.65	3.86
11	男	0.30	2.53	0.28	1.43	1.54	1.73	1.87	2.08	2.53	3.04	3.34	3.56	3.89	4.12
	女	0.19	2.37	0.27	1.39	1.49	1.65	1.78	1.97	2.37	2.83	3.11	3.31	3.63	3.85
12	男	0.33	2.56	0.28	1.43	1.55	1.74	1.88	2.10	2.56	3.08	3.39	3.61	3.95	4.18
	女	0.15	2.28	0.27	1.34	1.44	1.60	1.71	1.90	2.28	2.74	3.01	3.21	3.52	3.73
13	男	0.36	2.56	0.29	1.41	1.53	1.73	1.87	2.10	2.56	3.08	3.39	3.61	3.95	4.19
	女	0.10	2.21	0.27	1.31	1.40	1.55	1.66	1.84	2.21	2.65	2.92	3.11	3.42	3.64
14	男	0.36	2.52	0.29	1.37	1.49	1.69	1.83	2.10	2.56	3.06	3.35	3.57	3.91	4.14
	女	0.04	2.14	0.27	1.28	1.37	1.51	1.62	1.78	2.14	2.57	2.83	3.03	3.33	3.55
15	男	0.35	2.46	0.30	1.31	1.43	1.63	1.77	2.00	2.46	2.99	3.30	3.53	3.87	4.11
	女	0.03	2.05	0.27	1.23	1.31	1.45	1.55	1.71	2.05	2.46	2.71	2.90	3.21	3.42
16	男	0.34	2.44	0.31	1.28	1.40	1.60	1.74	1.97	2.44	2.98	3.30	3.53	3.89	4.14
	女	0.11	1.99	0.27	1.22	1.29	1.42	1.51	1.66	1.99	2.40	2.65	2.84	3.15	3.37
17	男	0.32	2.43	0.31	1.26	1.38	1.58	1.72	1.95	2.43	2.98	3.31	3.55	3.92	4.18
	女	0.20	1.94	0.27	1.20	1.27	1.39	1.48	1.62	1.94	2.33	2.58	2.77	3.08	3.30
18	男	0.29	2.40	0.32	1.24	1.36	1.55	1.69	1.92	2.40	2.96	3.29	3.53	3.91	4.17
	女	0.29	1.86	0.27	1.16	1.23	1.34	1.42	1.56	1.86	2.23	2.47	2.66	2.96	3.18

注：L＝把握度，M＝中位数，S＝变异系数；P＝Percentile。

表 7.4　儿童青少年身体活动与久坐行为分析结果一览

年龄	性别	PA		N	SB_WD	N	SB_WE	N	SB	N
8	男	2.55±0.71	**	930	1 200	902	755	902	1 980	902
	女	2.47±0.64		822	1 200	937	762	937	1 926	937

（续表）

年龄	性别	PA		N	SB_WD	N	SB_WE		N	SB		N
9	男	2.52±0.69	**	1 498	1 200	1 457	780		1 457	1 962		1 457
	女	2.54±0.64		1 349	1 230	1 322	810		1 322	2 046		1 322
10	男	2.55±0.70	**	1 449	1 236	1 397	810		1 397	2 040		1 397
	女	2.46±0.65		1 379	1 250	1 351	810		1 351	2 070		1 351
11	男	2.60±0.72	**	970	1 272	905	780		905	2 070		905
	女	2.46±0.66		906	1 275	879	780		879	2 040		879
12	男	2.63±0.73	**	817	1 200	751	780		751	1 989		751
	女	2.34±0.66		712	1 200	679	730		679	1 934		679
13	男	2.63±0.75	**	949	1 200	863	840		863	2 010		863
	女	2.28±0.61		912	1 173	844	780		844	1 950		844
14	男	2.59±0.71	**	664	1 077	601	760		601	1 828		601
	女	2.26±0.60		671	1 110	626	756		626	1 860		626
15	男	2.51±0.74	**	695	1 080	613	722		613	1 800		613
	女	2.08±0.56		712	1 080	669	720		669	1 830		669
16	男	2.51±0.78	**	673	1 230	605	780		605	2 010		605
	女	2.10±0.60		745	1 230	720	780		720	2 001		720
17	男	2.54±0.78	**	454	1 200	**	409	780	**	409	1 990	**	409
	女	2.04±0.58		451	1 350	428	840		428	2 190		428
18	男	2.44±0.76	**	123	1 230	118	780		118	2 046		118
	女	1.89±0.49		113	1 238	112	840		112	2 093		112

注：PA=身体活动；SB=总体久坐行为，SB_WD=日常久坐行为，SB_WE=周末久坐行为；SB 由于离散程度较高，报告了其中位数而不是均数，单位为分钟，且进行了 K-S 非参数检验；N=被试人数；* P<0.05，** P<0.01。

（二）身体活动强度类型存在明显的性别和年龄差异

由表 7.5 可见，按照年龄和性别分类进行身体活动强度的频数分析，无论男生还是女生其最大的比例均分布在"中等"身体活动水平类别之中（2<PAQ-CN≤3），男、女生在 8～14 岁期间中等身体活动强度均占到了 50% 的比例，但自 15 岁之

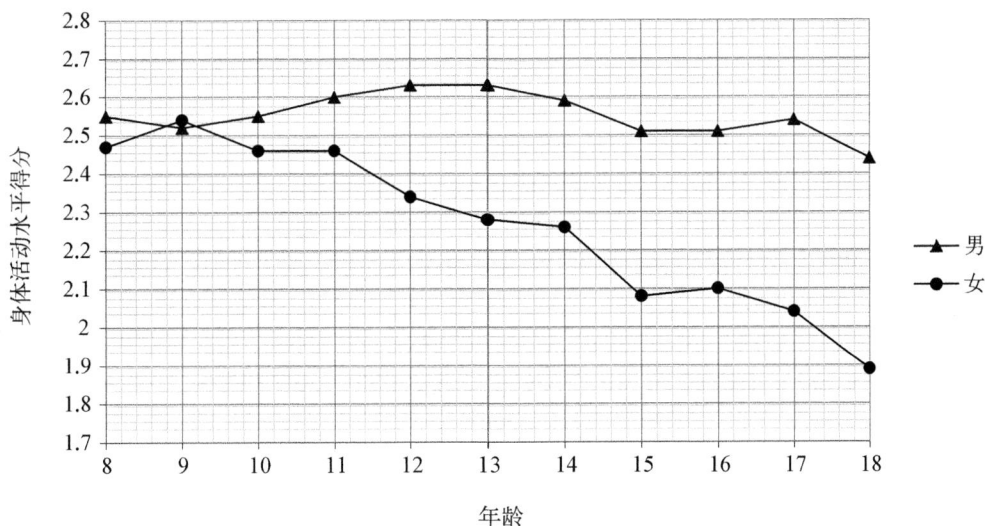

图 7.1　儿童青少年身体活动水平年龄变化趋势对比

后女生中等强度身体活动比例极速地减少。对于低强度的身体活动,8～10 岁的男生平稳在 24% 左右,13～14 岁则明显下降,但是 15 岁之后低强度身体活动比例又明显增加,从 27% 直至达到了 33%;女生则呈现了随年龄增长而低强度身体活动比例持续增加的趋势,至 15 岁已高达 47%,直至增长到 18 岁的 66%,与男生在该年龄段的变化趋势一致。对于高强度身体活动所占的比例,男、女生的变化趋势与其低强度身体活动正好相反,尤其是女生高强度身体活动比例自 15 岁之后降到了 6% 左右。图 7.2、7.3 反映了儿童青少年身体活动水平较低的整体表现,以及男、女生随年龄变化的特点。

表 7.5　儿童青少年身体活动水平百分比分布结果一览(%)

PA	年龄	8	9	10	11	12	13	14	15	16	17	18
男	低	24.3	24.4	23.2	21.9	19.6	21.5	21.7	27.2	28.8	26.9	33.3
	中	51.3	53.3	53.3	50.2	53.2	48.8	50.3	46.6	46.5	46.3	45.5
	高	24.4	22.3	23.5	27.9	27.2	29.7	28.0	26.2	24.7	26.9	21.1
女	低	25.5	26.4	25.1	26.9	35.4	36.5	38.7	46.9	48.3	55.4	66.4
	中	53.2	54.4	56.3	52.2	49.0	50.7	50.7	46.9	44.2	37.3	31.0
	高	21.2	19.2	18.6	20.9	15.6	12.8	10.6	6.2	7.5	7.3	2.7

注:PA=身体活动。

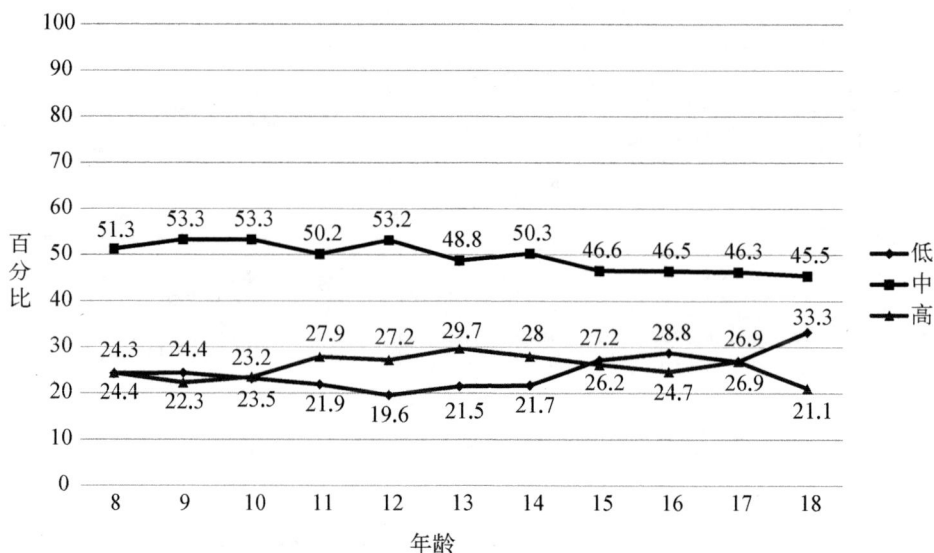

图 7.2 儿童青少年身体活动水平分类等级百分比分布(男)

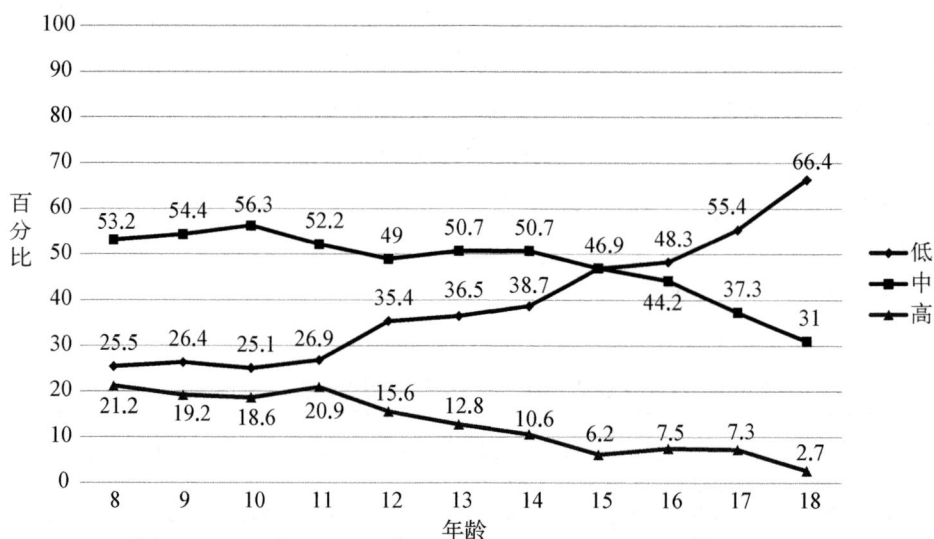

图 7.3 儿童青少年身体活动水平分类等级百分比分布(女)

二、久坐行为的分布特征分析

对于久坐行为,由于标准差较大,反映了离散程度较高,导致久坐行为均值比较的代表性可能受到干扰,故对其进行 Kolmogorov-Smirnov 非参数检验,报告其中位数而代替平均值①。由表 7.4 可见,日常、周末以及总体的久坐行为在不同年龄段呈现了不同的变化趋势,且仅在 17 岁时女生的久坐行为时间显著多于男生,其他年龄段的性别差异则均不具有显著性,但久坐时间均较长且不规律。图 7.4、7.5 呈现了男、女生久坐行为 5 个子维度的时间分布情况。其中,男、女生均是教

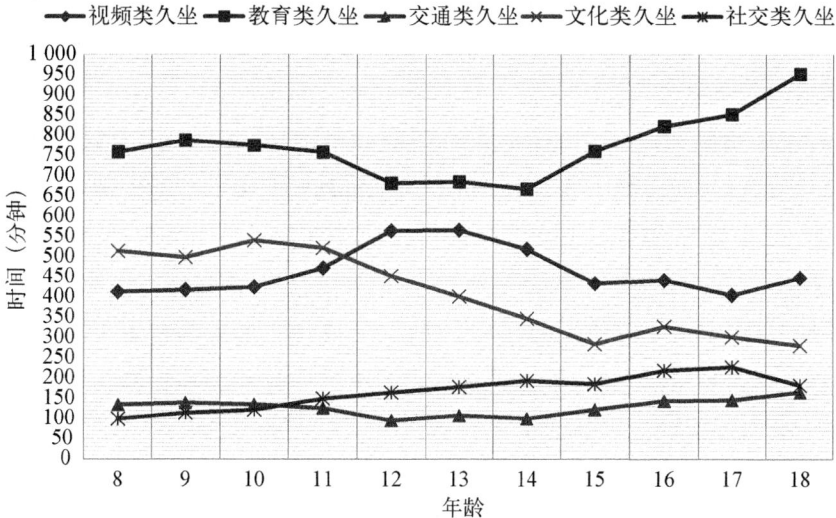

图 7.4 不同类型久坐时间的年龄变化趋势(男)

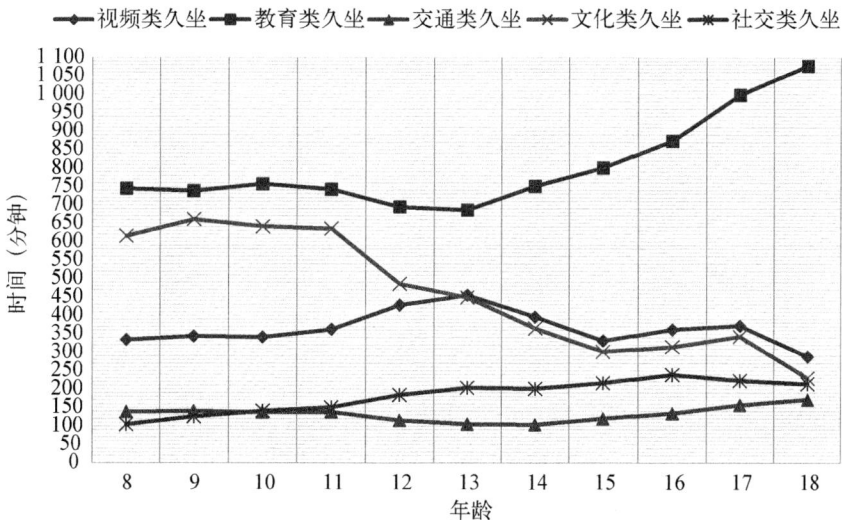

图 7.5 不同类型久坐时间的年龄变化趋势(女)

① 张文彤. SPSS 统计分析高级教程[M]. 高等教育出版社,2013：8 - 24.

育相关的久坐时间最长(课外作业、家教辅导等),且分别在 14 和 13 岁开始久坐时间曲线明显上升,即教育类久坐时间大幅度增加。女生用于文化类活动的久坐时间要多于男生(课外阅读、乐器、手工等),且均自 11 岁左右开始文化活动相关的久坐时间逐渐减少。男生花费在视频相关的久坐时间(电脑、电视、上网等)多于女生,但整体时间并不长,平均每天 60 分钟左右,但具有相同的年龄变化趋势,即均在 11~15 岁视频类久坐时间有所增加,而用于社交和交通出行的久坐时间均较少,且变化波动不大。

由图 7.6 可见,男女生日常的久坐行为时间呈现了相似的变化趋势,即从 8~11 岁久坐行为曲线小幅度的上扬,但自 11 岁开始曲线坡度陡增,男生、女生的久坐时间都明显减少,而在 15 岁开始又出现了新一轮的久坐行为时间的突然增长,并呈现了女生高于男生的变化趋势。周末久坐行为随年龄变化的趋势与图 7.6 相近,但在 12~14 岁之间出现了较大的起伏波动(图 7.7),反映了周末与日常久坐行为的差异性。由图 7.8 可见,总体的久坐行为在折线图中的变化趋势与日常久坐行为基本一致,可能日常久坐时间对总体的久坐行为产生了更大的“贡献度”。总体而言,日常、周末和总体的久坐行为呈现了相似的共同点,即 8~11 岁久坐时间增加,随即久坐时间开始骤降直至 15 岁,然后自 15 岁久坐行为又出现了“过山车”似的快速增长,并开始出现了女生久坐时间多于男生的变化趋势,久坐时间的分布呈现了不规则的年龄变化趋势,可能与青春发育期、学段变化、行为模式等因素的变化有关。

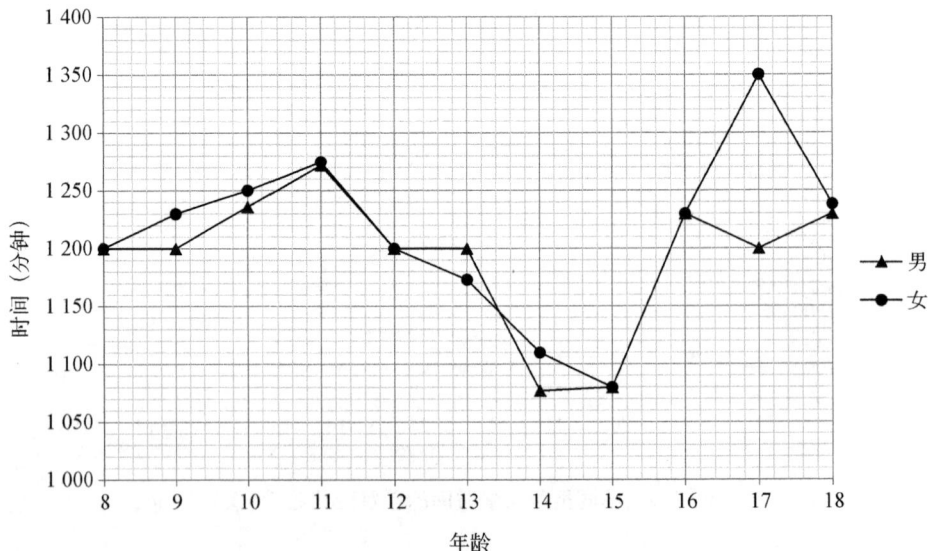

图 7.6 日常久坐行为年龄变化趋势对比

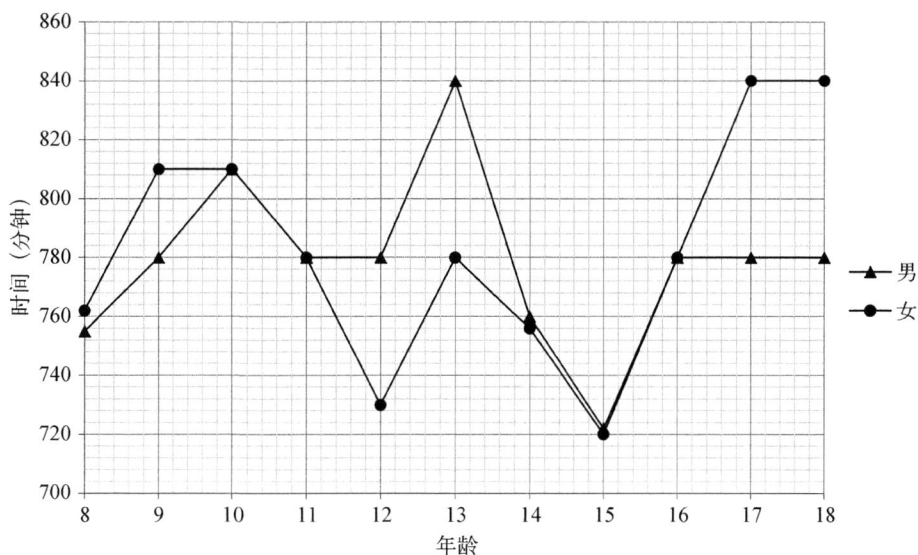

图 7.7 周末久坐行为年龄变化趋势对比

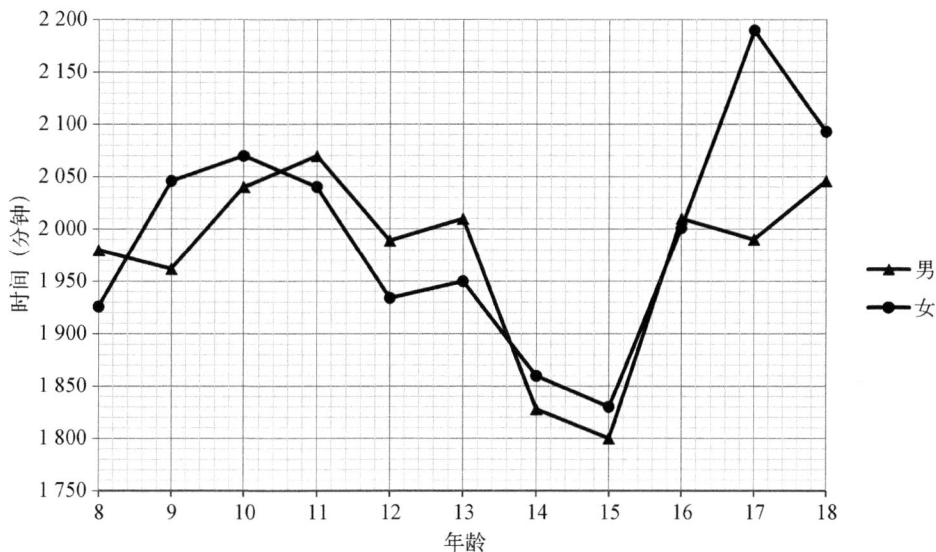

图 7.8 总体久坐行为年龄变化趋势对比

三、身体活动与久坐行为协同变化的特征分析

由表 7.6～7.8 可见,8～15 岁年龄段的男、女生,其日常久坐以及总体的
久坐行为时间,除了 16～18 岁女生之外,均在身体活动水平分类下具有显著

性差异(P<0.01),而女生的周末久坐行为在身体活动水平之间的差异均不显著。尤其值得注意的是,随着身体活动水平从低到高的变化,其对应的久坐时间也相应增加,高强度身体活动组别儿童青少年的久坐时间并不少于低强度身体活动组别的被试人群,即儿童青少年呈现了同时具有高强度身体活动与长时间久坐行为的情况,该结果可能反映了久坐行为与身体活动水平并不是理所当然的"此消彼长"的关系,即使具有较高的身体活动水平,同时也可能有严重的久坐行为。

表7.6 基于身体活动水平分类的日常久坐时间比较

年龄	PA	M±SD 男	N	F	M±SD 女	N	F
8~12	低	1 115±540	1 239	68.07**	1 157±536	1 392	53.71**
	中	1 234±548	2 851		1 249±548	2 771	
	高	1 374±616	1 307		1 396±598	991	
13~15	低	977±584	483	27.04**	1 043±566	864	20.29**
	中	1 159±631	1 007		1 157±591	1 062	
	高	1 259±631	582		1 307±613	208	
16~18	低	1 162±590	323	2.62	1 166±516	659	11.94**
	中	1 242±574	524		1 274±538	511	
	高	1 266±679	278		1 418±573	85	

注:PA=身体活动;N=被试人数;* P<0.05,** P<0.01;M±SD=中位数±标准差。

表7.7 基于身体活动水平分类的周末久坐时间比较

年龄	PA	M±SD 男	N	F	M±SD 女	N	F
8~12	低	698±296	1 239	13.66**	724±287	1 392	2.81
	中	747±278	2 851		746±282	2 771	
	高	746±284	1 307		742±271	991	
13~15	低	686±306	483	3.83**	696±288	864	2.78
	中	722±300	1 007		719±298	1 062	
	高	735±293	582		743±271	208	

（续表）

年龄	PA	M±SD 男	N	F	M±SD 女	N	F
16～18	低	715±284	323	1.46	766±266	659	2.70
	中	749±287	524		771±277	511	
	高	736±286	278		697±303	85	

注：PA＝身体活动；N＝被试人数；＊ P＜0.05，＊＊ P＜0.01；M±SD＝中位数±标准差。

表7.8 基于身体活动水平分类的总体久坐时间比较

年龄	PA	M±SD 男	N	F	M±SD 女	N	F
8～12	低	1 813±729	1 239	55.66＊＊	1 881±720	1 392	35.07＊＊
	中	1 980±713	2 851		1 994±730	2 771	
	高	2 121±789	1 307		2 137±777	991	
13～15	低	1 663±763	483	22.54＊＊	1 739±756	864	15.99＊＊
	中	1 882±818	1 007		1 876±792	1 062	
	高	1 996±846	582		2 050±800	208	
16～18	低	1 876±737	323	2.74	1 932±667	659	5.39＊＊
	中	1 991±754	524		2 044±699	511	
	高	2 002±848	278		2 116±752	85	

注：PA＝身体活动；N＝被试人数；＊ P＜0.05，＊＊ P＜0.01；M±SD＝中位数±标准差。

第三节 研究结果分析

一、身体活动水平处于较低水平，并呈现持续下降的趋势

伴随着物质和科技文明的不断演进，身体活动的不足和严重的久坐行为成了新的"生活方式病"悄然间进入了人们的日常生活之中，也成了世界各国新的公共健康负担。身体活动流行病学是至今仅有60多年的新兴领域，身体活动不足导致的健康危害日益严重，催促着人们不得不更加全面、系统地来"认识"身体活动与健康的关系。

　　不管是问卷调查还是加速度计,都是提供了一种测量和评价身体活动水平的量规,帮助人们认识身体活动水平的高低及其分布和变化趋势,这也是身体活动流行病学重要的研究价值所在。本书所使用的调查问卷 PAQ - CN,既能够获得儿童青少年身体活动水平的连续性数据,也可以划分为低、中、高的不同强度等级,尝试在我国进行了跨年龄、跨地域的大规模身体活动水平的流行性调查。根据研究结果显示(见表7.3、7.4),我国 8~18 岁儿童青少年的身体活动水平呈现了以下几个主要特点:① 男生在各年龄段的身体活动水平均高于女生;② 男生的身体活动水平呈现了相对平稳的波动变化趋势,女生则是自 10 岁左右开始身体活动水平持续下降;③ 女生的"低"强度身体活动比例随着年龄持续增加,尤其 15 岁之后发生了从 46.9% 到 66.4% 的较大增幅增长,而"高"强度身体活动比例从 8 岁的 21.2% 持续下降到了 18 岁的 2.7%;男生也有此类趋势,但总体呈现平稳的波动变化。根据 PAQ - CN 得分可知,我国儿童青少年身体活动水平在 10~16 岁年龄段均低于加拿大同年龄段学生[1],尤其女生身体活动水平的差距更大,同时也低于意大利 9 岁同龄儿童(男生:3.12 分;女生:2.91 分)[2],而英国 9~11 岁儿童 PAQ 得分均值更是达到了 3.36[3],其平均水平都已达到了"高强度身体活动水平"的分类标准,远远高于我国 10 岁同龄儿童的 2.54(男)和 2.46(女)得分。美国爱荷华州 11 岁和 13 岁儿童 PAQ 得分相对较低,分别为 2.61 和 2.51[4],而香港 8~13 岁儿童青少年的 PAQ 平均得分为 2.67 和 2.56,与本研究结果相近。总体来看,欧洲国家儿童青少年的身体活动水平相对较高,其 PAQ 得分均值都达到了"高"身体活动水平,而我国各年龄段 PAQ 得分均处于"中等"身体活动水平。2012 年,《柳叶刀》的身体活动研究工作组[5]调查了全球 105 个国家的儿童青少年身体活动研究数据,发现了身体活动不足情况随着年龄增长而加剧,尤其是女生更加严重,男生的身体活动水平要高于女生,而且每天不能满足 60 分钟 MVPA 的比例高达 80.3%(13~15 岁),而我国 6~19 岁儿童青少年满足该标准的比例仅为 8.9%[6]。由此可见,来自

① Voss C, Ogunleye A A, Sandercock G R. Physical activity questionnaire for children and adolescents: English norms and cut-off points[J]. Pediatrics International, 2013, 55(4): 498 - 507.
② Gobbi E, Elliot C, Varnier M, et al. Psychometric properties of the physical activity questionnaire for older children in Italy: testing the validity among a general and clinical pediatric population[J]. Plos One, 2016, 11(5).
③ Thomas E L, Upton D. Psychometric properties of the physical activity questionnaire for older children (PAQ - C) in the UK[J]. Psychology of Sport & Exercise, 2014, 15(3): 280 - 287.
④ Janz K F, Lutuchy E M, Wenthe P, et al. Measuring activity in children and adolescents using self-report: PAQ - C and PAQ - A[J]. Medicine & Science in Sports & Exercise, 2008, 40(4): 767 - 772.
⑤ Hallal P C, Andersen L B, Bull F C, et al. Global physical activity levels: surveillance progress, pitfalls, and prospects[J]. Lancet, 2012, 380(9838): 247 - 257.
⑥ 李培红,王梅. 中国儿童青少年身体活动现状及相关影响因素[J]. 中国学校卫生,2016,37(6).

全球的调查数据与本书的研究结果一致,男生身体活动水平高于女生,且呈现随着年龄增长而递减的趋势。通过梳理国外的文献研究报道发现,世界各国儿童青少年身体活动水平的下降是比较一致的发展趋势,同样是困扰着各个国家的社会问题。Mark S. Tremblay[1]对全球15个国家基于"The Active Healthy Kids Canada (AHKC) Report Card"的调查结果显示,英格兰、澳大利亚、芬兰、加拿大、爱尔兰等经济发达国家儿童青少年,达到各自身体活动推荐标准的百分比均在21%～40%之间,而肯尼亚、尼日利亚等国家的比例为41%～60%,新西兰(66.7%)和莫桑比克(76%)儿童青少年满足身体活动推荐标准的比例最高,全球达标率的平均水平在25%～40%[2]。就研究结果而言,8～18岁男、女生的"高"身体活动水平的比例分别在21.1%～29.7%和2.7%～21.2%区间,相对于其他国家比例偏低,女生尤其如此。

众所周知,科技进步提升工作效率,改变了现代的生产劳动和交通出行,乃至人们的生活方式,但是人类的身体系统经过上千年的发展恰是需要各种各样频繁的身体活动才能促进和激发它的功能。因此,我国儿童青少年身体活动不足的现状可能会在不久的将来带来更多的健康问题。

本书调研结果显示,我国儿童青少年身体活动水平不仅体现了性别差异及其变化趋势,还反映了年龄变化的特异性。虽然男生"低"强度身体活动比例的增长幅度没有女生高,但是男、女生都反映了同样的分布特征,即男、女生都在15岁开始身体活动水平发生快速下降的变化趋势,女生更是从46.9%增长到了66.4%,而13～15岁期间男生身体活动水平最高的阶段,女生则是保持着随年龄增长持续下降的趋势。13～15岁可能是青少年进入初中学习阶段,也是青春期、叛逆期的高峰,男生活动行为往往更加活跃。由图7.8久坐行为分布趋势可知,13～15岁年龄段也是久坐时间波动曲线的低谷,即该年龄段男生久坐时间减少,而身体活动水平增加。镇江市11～17岁青少年的调查结果显示,14岁(初三年级)学生的身体活动水平最高,体育中考可能是重要原因[3]。郭亚文[4]对上海市1 502名中小学的研究也发现,初中生用于身体活动的时间多于高中学生,而郭海军[5]对四川省10

① Tremblay M S, Gray C E, Akinroye K, et al. Physical activity of children: a global matrix of grades comparing 15 countries[J]. Journal of Physical Activity & Health, 2014, 11 Suppl 1(11): S113-S125.
② 李培红, 王梅. 中国与AHKC报告全球儿童青少年身体活动水平及相关指标的比较[C]. 2015全国体育科学大会, 2015.
③ 齐晓. 镇江市青少年体力活动与体质关系研究[D]. 南京师范大学, 2014.
④ 郭亚文, 姜庆五, 罗春燕. 上海市静安区中学生闲暇生活分析[J]. 中国学校卫生, 2015, 36(3): 343-345.
⑤ 郭海军, 袁帆, 栾德春, 等. 我国4城市中小学生身体活动及睡眠状况调查[J]. 中国健康教育, 2016, 32(2): 107-110.

909 名中小学生的研究显示,初中生(36.6%)高强度身体活动比例要多于小学生(31.4%),与本书的调研结果一致。

通过文献检索发现,我国儿童青少年身体活动分布特征的相关研究鲜有按照年龄和性别进行大规模的流行性调查,如中国健康与营养调查(6~18 岁)[①]、四川省中小学生体育活动与课余活动调查分析(6~18 岁)[②]、成都市中小学生日常生活身体活动情况(8~17 岁)[③]、中国 12 省市儿童青少年身体活动和静坐行为分析(7~18 岁)[④],在数据分析中主要分析了全年龄段的分布特征,或者按照年龄或年级(小学、初中、高中)分类之后,缺乏进一步针对不同分类下的性别差异的比较。儿童青少年正处于生长发育的旺盛时期,生理特征的变化也势必伴随着心理和行为模式的变化[⑤]。6~18 岁可能存在着极大的年龄和性别差异,而身体活动流行病学所关注的分布特征研究,需要恰当、充分地考虑人群分布特征以准确地反映身体活动水平的变化趋势,否则会导致大量的干扰信息无法准确把握我国儿童青少年身体活动的现实问题。因此,涉及跨地域、跨年龄段的大样本身体活动流行性调查,都应该充分考虑年龄和性别的分类描述,彰显身体活动流行病学研究的现实意义。

二、久坐行为成为普遍现象,且教育类久坐时间最为突出

身体活动流行病学始终指向着健康生活方式的引导,所以不仅关注身体活动水平不足的"病人",同时更要关注如何帮助儿童青少年识别可能发展成为疾病的风险,并控制和预防这些风险因素。Hayes[⑥] 的研究显示,原始狩猎部族人群每天活动行为能量消耗/静息能量消耗的比值为 1.8(相当于 3.2 个单位的身体活动水平),而现代智人的比值仅为 0.5(相当于 1.67 个单位的身体活动水平),表明了现代生活方式所导致的身体活动水平的急剧下降。如果用现代社会的运动方式计算,同样达到 3.2 个单位的身体活动水平,则需要以 14.5 千米/小时的速度跑 3.5

① Tudor-Locke C, Ainsworth B E, Adair L S, et al. Physical activity and inactivity in Chinese school-aged youth[J]. Medicine & Science in Sports & Exercise, 2003, 35(Supplement 1).
② 张艺宏,孙君志,李宁,等. 四川省中小学生体育活动与课余活动调查分析——以成都、自贡、达州为例[J]. 四川体育科学,2015(2):117-123.
③ 阿斯亚阿西木,刘艳,何志凡. 成都市中小学生日常生活身体活动情况[J]. 中国学校卫生,2013,34(6):677-679.
④ 贾小芳,王惠君,王丹彤,等. 中国 12 省市儿童青少年身体活动和静坐行为分析[J]. 卫生研究,2016,45(3).
⑤ 史金端,黄惠宇. 儿童青少年生长发育状况研究进展[J]. 中国热带医学,2013,13(2):249-251.
⑥ Hayes M, Chustek M, Heshka S, et al. Low physical activity levels of modern Homo sapiens among free-ranging mammals[J]. International Journal of Obesity, 2005, 29(1):151-156.

个小时,或者每天游泳 3.7 个小时,或者连续步行 5.7 个小时。除了身体活动水平的下降,久坐行为的增加是当今社会的另一个突出问题,而我国儿童青少年又面临着严重的课业负担的"中国特色"式的久坐行为。本书的调研结果显示(见表 7.4,图 7.4~7.8),我国 8~18 岁儿童青少年的久坐时间并没有显著的性别差异,但时间曲线表现出了同样的年龄变化特征,11~15 岁年龄段久坐时间明显减少,而 15 岁之后又急剧增加,尤其是教育类久坐时间大幅度增加,该年龄段对应的是青少年从初三升学直至高中学习的关键过渡时期,这可能是相对于之前久坐时间明显增加的主要原因之一。在久坐的时间长度上,8~18 岁总体的久坐时长在 1 800~2 190分钟范围内,相当于 4.29~5.21 小时/每天。本研究使用的 ASAQ - CN 调查问卷包括教育类(课外作业、家教辅导等)、视频类(电视、电脑、手机等)、文化类(乐器练习、手工艺等)、社交类(手机、静坐聊天等)、交通类 5 种久坐类型,但不包含常规的文化课学习时间。可见,我国儿童青少年整体性的久坐行为比较严重。韩国[1]12~18 岁儿童青少年平均每天的久坐时间为 8.9 小时/天,美国[2] 12~19 岁儿童青少年为 7.5 小时/天,而加拿大[3] 11~19 岁儿童青少年的久坐时间最长,达到了9.1 小时/天。但需要注意的是,这些久坐时间涵盖了全天的久坐行为,包括课业学习、朋友聚会、阅读、看电视、上网等久坐类型,所以这仍然反映了我国儿童青少年较为严重的久坐行为,除了常规课堂学习之外的久坐时间就已达到了 5 小时左右。

本书尝试在我国进行大规模的久坐行为的流行性调查,了解我国儿童青少年的久坐行为模式及其与身体活动之间的关系。根据研究结果可知,以课外作业和家教辅导为代表的教育类相关的久坐时间是我国儿童青少年久坐行为中花费时间最长的一种"活动"类型。但是,在其他国家的研究报道中鲜有对课外作业、家教辅导等类似久坐行为的调查和描述,这也可能是一直以来被诟病的中国应试教育问题的反映,而视频类久坐时间平均都在 1~2 小时之间,并没有人们"以为"的那么长时间,而国外儿童青少年的久坐行为往往以视频类久坐时间为主[4],且多以不超

① Lee E Y, Carson V, Jeon J Y, et al. Prevalence of physical activity and sitting time among south Korean adolescents: results from the Korean national health and nutrition examination survey, 2013[J]. Asia-Pacific Journal of Public Health, 2016, 28(6): 498 - 506.

② Carson V, Staiano A E, Katzmarzyk P T. Physical activity, screen time, and sitting among U. S. adolescents[J]. Pediatric Exercise Science, 2014, 27(1): 151 - 159.

③ Colley R C, Garriguet D, Janssen I, et al. Physical activity of Canadian adults: accelerometer results from the 2007 to 2009 Canadian Health Measures Survey[J]. Health Reports, 2011, 22(1): 7 - 14.

④ J Inchley, D Currie, T Young, al. Health behaviour in school-aged children (HBSC) study: international report from the 2013/2014 survey[R]. European: World Health Organization, 2016.

过 2 小时/天作为推荐的建议标准。Biddle 认为儿童青少年并不是电视机的主要"用户",所以因看电视而导致身体活动不足的观点似乎不够准确[①]。但是,HBSC 对全球 40 个国家 13～15 岁青少年的比较结果显示,男、女生每天看电视 2 小时以上的比例分别达到了 66% 和 68%[②]。而男、女生花费在文化类的久坐时间(课外阅读、乐器、手工等)都在 11 岁左右开始逐渐减少。由此可见,11、12 岁左右反映了久坐的行为模式即时间分配开始发生变化,可能与在该年龄段儿童青少年进入生长发育的高峰期以及由小学升入初中学段,这些变化可能在内部和外部环境上影响着儿童青少年的活动行为表现。GSHS 比较了 34 个国家的研究结果发现[③],超过半数国家的儿童青少年,每天久坐时间超过 3 小时及以上的比例达到 30% 以上,反映了跟本研究相近的严重久坐行为的现实状况。总体久坐行为在折线图中的变化趋势与日常久坐行为基本一致,可能日常久坐时间对总体的久坐时间产生了更大的"贡献度"。久坐行为随年龄和性别的变化可能反映了三个主要信息:① 久坐时间在 11 岁和 15 岁左右开始减少和增加,可能与所处学习环境变化有关,11 岁前后是小学到初中阶段的转换,同时也是青春发育期的高峰期,身心特征都比较活跃,久坐行为减少;② 14、15 岁左右进入到高中学段,学业负担加重,客观上导致了一种新的久坐"生活方式";③ 日常和周末的久坐行为构成了总体的久坐时间,但是其对生活方式和健康的影响可能有所不同。

身体活动行为的影响因素是多种多样的,没有哪个单一因素可以预测或完全解释儿童青少年的身体活动行为,每个潜在影响因素都需要放在个人和环境特征中考虑,因此年龄和性别作为重要的差异性特征指标,也势必导致影响因素在不同年龄和性别上产生不同的影响。如前所述,8～18 岁的年龄跨度较大,涉及了儿童青少年的不同发展阶段,其活动行为模式和身心健康水平势必存在差异。孩子生长发育的规律就是身体活动与久坐行为流行病学研究需要尊重和重视的规律。因此,从整体上了解身体活动行为的基本特征及其影响因素,是值得关注的基本原则。

三、身体活动与久坐行为非线性的复杂关系

身体活动流行病学是一个仅有 60 多年的"年轻"学科,但相比于身体活动的

① Biddle S J, Gorely T, Marshall S J, et al. Physical activity and sedentary behaviours in youth: issues and controversies[J]. Journal of the Royal Society for the Promotion of Health, 2004, 124(1): 29 - 33.

② WHO Collaborative Cross-National Study (HBSC) International Coordinating Centre. Health Behaviour in School-Aged Children: A World Health Organization Collaborative Cross-national Study[R]. Geneva: World Health Organization, 2011.

③ Guthold R, Cowan M J, Autenrieth C S, et al. Physical activity and sedentary behavior among schoolchildren: a 34-country comparison[J]. Journal of Pediatrics, 2010, 157(1): 43 - 49.

相关研究,久坐行为得到人们的关注则更晚,因为久坐行为往往被等同于"身体活动不足",认为身体活动水平不高就等同于久坐行为。SBRN[①] 专门发文强调:久坐行为是指能量消耗小于等于 1.5 METs 的坐或倚靠的姿势的低水平活动行为。在久坐行为的语境下探讨的是人们所形成的一种久坐的行为模式及其带来的健康风险,而概念本身就没有谈及身体活动不足的问题。本书通过大规模的流行性调查,了解了我国儿童青少年的久坐行为模式(时间、类型、变化趋势等),进而探讨其与身体活动不足之间的关系。身体活动不足往往被理所当然地加以"久坐行为"的标签,但这可能无法准确认识久坐行为的复杂性从而导致健康风险预防的"失效",具有较高身体活动水平的人不代表就没有严重的久坐行为,反之亦然。Wong 认为"看电视、玩游戏、使用电、阅读、家庭作业"这些不同类型的久坐行为可能带来不同的健康风险[②],因此不能简单与身体活动不足混为一谈。久坐行为作为影响身体活动水平的独立性风险因素,可能意味儿童青少年一旦出现严重的久坐行为,就可能对身体活动的健康效益产生影响,即使加强运动认知或家庭支持等其他正向的影响因素也不能抵消或削弱久坐行为带来的健康风险。

本书的调研结果显示(见表 7.4),我国儿童青少年久坐行为在各年龄段均没有显著的性别差异(17 岁除外),在身体活动水平分类之下,久坐行为之间的差异具有显著性,但是这里呈现出了两个主要特点:① 周末久坐行为在身体活动水平分类下没有显著差异;② 虽然日常久坐行为在身体活动水平的高低等级之间存在显著性差异,但是久坐时间的长短与身体活动水平的高低变化趋势并不一致,即高强度身体活动分类里也出现了较长的久坐时间,且分布不规律。目前,越来越多的研究结果反映了久坐行为与 MVPA 之间并没显著的相关性[③④],一个人可能在同一天里达到 MVPA 水平,但同时也具有严重的久坐行为[⑤⑥]。Biddle 的研究显示,具有较高身体活动水平的男生,其看电视的久坐时间也较长,而用于看电视和玩手

① Sedentary Behaviour Research Network. Letter to the editor: Standardized use of the terms "sedentary" and "sedentary behaviours"[J]. Applied Physiology, Nutrition, and Metabolism, 2012, 37: 540-542.

② Wong S L, Leatherdale S T. Association between sedentary behavior, physical activity, and obesity: inactivity among active kids[J]. Preventing Chronic Disease, 2009, 6(1): A26.

③ Biddle S J, Gorely T, Marshall S J, et al. Physical activity and sedentary behaviours in youth: issues and controversies[J]. Journal of the Royal Society for the Promotion of Health, 2004, 124(1): 29-33.

④ Ekelund U, Brage S, Froberg K, et al. TV viewing and physical activity are independently associated with metabolic risk in children: the European Youth Heart Study[J]. Plos Medicine, 2006, 3(12): 2449-2457.

⑤ Owen N, Healy GNMatthews C E, Dunstan D W. Too much sitting: the population health science of sedentary behavior[J]. Exercise & Sport Sciences Reviews, 2010, 38(3): 105-113.

⑥ Tremblay M S, Colley R C, Saunders T J, et al. Physiological and health implications of a sedentary lifestyle[J]. 2010, 35(6): 725-740.

机最长久坐时间的女生,也同样有较高的身体活动水平[1],这都表明了久坐行为和身体活动水平可能是相互独立的健康风险因素。儿童青少年整体身体活动水平较高的情况下仍然具有较长的久坐时间,在社会生态系统中识别身体活动行为的分布特征和影响因素,最终还是指向儿童青少年的健康成长的行动实践,这也是身体活动流行病学研究的要义所在,厘清身体活动与久坐行为的辩证关系,推进身体活动行为改善的干预措施,进而将理论探索的成果推广应用于实践。

目前,WHO、CDC、AHKC 等机构陆续开展了大范围的身体活动国际比较研究,但是关于久坐行为的国际比较,甚至规范化的研究范式都还没有完全确立,但是久坐行为对儿童青少年健康危害已逐步被证实。Hallal[2] 搜集比较了世界 105 个国家的身体活动和久坐行为数据,但是全球范围内仍有 1/3 的国家没有相应的有效数据(主要是低收入和中等收入国家),身体活动流行病学的普查存在较大间隙,我国同样存在这样的问题。

无论是以自填式调查问卷为代表的主观性测量,还是以加速度计为代表的客观性测量,对儿童青少年的大规模调查始终是一个艰苦的工作。尤其是近年来网络问卷的使用和计算机教室在中小学的广泛普及,使得问卷调查用于身体活动与久坐行为的大规模调查成为可能。然而,尽管国外已经建立了 NHANES、NNYFS、NYPANS、YRBSS、CHNS 等包含有身体活动或久坐行为的调查监测系统,但是一个重要问题在于儿童青少年身体活动和久坐行为的重复测量问题如何解决,或者说如何实现对于动态变化特征的持续监测。既然身体活动的健康效益以及身体活动不足和久坐行为的健康风险已被大量的研究所证实,那么我国儿童青少年身体活动与久坐行为的普查和监测能否参考《全国学生体质健康调研》的模式,每年或每两年做一次追踪调查,以了解青少年学生身体活动行为的动态变化,而这种规模性、动态性的调查活动今后势必要运用调查问卷与运动传感器这样规模化、信息化采集和管理的方式来实现。当然,就目前而言,我国还没有在国家层面建立起专门的身体活动与久坐行为调查项目和机构,本书运用 PAQ - CN 和 ASAQ - CN 进行的调查便是一种尝试,这是身体活动流行病学对于身体活动不足的动态监测、分布特征和趋势预判的重要功能。

儿童青少年活动行为的决策过程是多元化影响因素的交互过程,因此儿童青

[1] Biddle S J, Gorely T, Marshall S J, et al. Physical activity and sedentary behaviours in youth: issues and controversies[J]. Journal of the Royal Society for the Promotion of Health, 2004, 124(1): 29 - 33.

[2] Hallal P C, Andersen L B, Bull F C, et al. Global physical activity levels: surveillanceprogress, pitfalls, and prospects[J]. Lancet 2012, 380(9838): 247 - 257.

少年的身体活动促进是一项艰巨的工作。Dishman[1] 对身体活动提出了新的认识,并认为是身体活动行为的独特特征:① 身体活动的目标为了促进和形成一种积极的健康行为,而不仅是为了消除一些不健康的活动行为;② 身体活动是一种生物学意义上的行为,没有其他哪种健康行为会努力使其达到静息状态时几倍的强度;③ 身体活动行为的复杂性在于会受到心理、行为、环境等一系列因素的影响,因此需要做出多元化的决策而付诸行动;④ 身体活动的类型、时间和强度会依据活动目的的差异而不同,这种多变性使得人们很难在早期形成稳定的身体活动行为模式。儿童青少年身体活动水平的提升实际上是促使身体活动行为模式的改善,而影响长期以来形成的行为模式或是思维习惯是一件很难的事情。Janine 在欧洲和澳洲 7 个国家的研究显示,父母的遗传基因对锻炼行为的解释度为 20%～70%甚至更高的比例[2],一方面反映了个体是否具有热爱运动的习惯很大程度上由遗传因素影响而难于改变,但这也恰恰说明了提倡父母积极运动的价值和意义,不仅在行为学上产生对儿童青少年的引导和促进作用,也是打造自身的"运动"基因,为下一代的健康带来先天的福音;另一方面,基因影响了人的锻炼行为习惯,那么在基因不能"解释"的那部分正是本书所关注的非结构化的、促进健康的身体活动形式[3]。

第四节　研究结论与建议

一、研究结论

(1)我国儿童青少年身体活动的整体水平较低,女生呈现出身体活动水平随年龄增长而持续下降的趋势,男生的身体活动水平则出现相对平稳的波动变化,且在各个年龄段均高于女生。

(2)我国儿童青少年身体活动水平没有呈现随久坐时间升高而减少的变化趋

[1] Dishman R, Heath G, Lee I M. Physical activity epidemiology[M]. Champaign: Human Kinetics, 2014: 5－10.
[2] Janine H Stubbe, Dorret I Boomsma, Jacqueline M Vink, et al. Genetic Influences on Exercise Participation in 37.051 Twin Pairs from seven countries[J]. Plos One, 2005, 1(1): e22.
[3] De Moor M H, Willemsen G, Rebollo-Mesa I, et al. Exercise participation in adolescents and their parents: evidence for genetic and generation specific environmental effects[J]. Behavior Genetics, 2010, 41(2): 211－222.

势,具有较高身体活动水平的儿童青少年仍然表现出有较多的久坐时间,久坐时间呈现出了波浪式的"S型"年龄变化特征,但没有显著的性别差异。

二、研究建议

(1) 学校应提供和加强校内外的身体活动时间和强度,尤其注意给高年龄青少年更多的进行身体活动的时间和空间,降低教育和视频类相关的久坐行为。同时,注意身体活动与久坐行为并非"此消彼长"的关系,因此需要分门别类地进行身体活动与久坐行为的干预和改善。

(2) 在儿童青少年的运动干预实践中,身体活动水平可能与个体、环境因素相关联,比如体能水平、家长运动支持、运动认知等方面的互动关系,同时需要注意干预实践的年龄与性别特异性。注重低年龄段儿童健康体能水平的培养,加强运动益处认知的引导,家长给孩子提供更多的鼓励和支持,营造积极的活动氛围。

(3) 父母应该建立自己热爱运动的良好生活习惯,从而为孩子营造健康的家庭环境。尤其对于低年龄段儿童,家长应该多花陪伴孩子一起运动,鼓励和支持他们进行各项活动,提供从事身体活动行为的交通、资金方面的支持,引导和带动他们主动、积极地参与户外活动,提高身体活动水平和强健身体。

结　语

　　身体活动水平的大规模流行性调查有助于了解我国儿童青少年的日常活动行为规律和特征,也是预防和改善身体活动不足的健康问题的关键所在。对于儿童青少年身体活动与久坐行为的分布特征的识别,是发现儿童青少年"生活方式"问题和提供指导性建议的前提和基础,尤其是挖掘身体活动与久坐行为在不同年龄和性别上的特异性,有助于了解儿童青少年活动行为规律,客观上增强干预改进措施的有效性和科学性。本书调研了全国儿童青少年身体活动水平的分布特征和规律,有助于以数据来驱动全国性儿童青少年身体活动水平建议标准与家校联动的综合性干预措施的实践。

一、研究总结

　　在理论方面,本书围绕"身体活动"与"久坐行为"两个核心主题概念,系统梳理了当前身体活动与久坐行为流行病学的发展脉络与研究趋势,论述了社会生态学模型在身体活动流行病学中应用,并以流行病学与社会生态学为理论基础,进一步提出了身体活动流行病学的研究范式,即身体活动不足的"病因"推断、身体活动水平的测量手段、身体活动不足的健康危害、身体活动不足的预防措施。同时,基于剂量效应的研究视角进行了身体活动指南的国际比较,归纳了身体活动指南早期探索的分野以及身体活动指南逐渐趋同的发展规律。本书也注重理论指导到操作实践的过度,以新西兰积极身体活动文化建设为典型案例,从顶层设计、实施策略、核心内容等方面论述了如何将身体活动文化的建设落实于包含社区、家庭在内的"学校共同体"之中。此外,本书评述了国际身体活动与久坐行为辩证关系的实证研究,厘清了久坐行为独立健康风险因素的特性,并从能量消耗的视角出发,重新审视了身体活动与久坐行为的时空维度以及参考标准和测量评价。本书将身体活动行为置于社会生态环境中，从微观层面（个性特征与性别差异）、中观层面（社会及物理支持环境）和宏观层面（公共政策与大众传媒）解析身体活动与久坐行为影响因素的多维特征。

在实证方面，本书通过回顾式、自填式调查问卷对全国 7 个省（直辖市、自治区）的近两万名学生进行身体活动与久坐行为的调查研究，认为我国儿童青少年身体活动的整体水平较低，且女生呈现出身体活动水平随年龄增长而持续下降的趋势，但男生的身体活动水平则出现相对平稳的波动变化，在各个年龄段均高于女生。我国儿童青少年具有严重的久坐行为，身体活动水平没有发现随其久坐时间升高而减少的规律，具有较高身体活动水平的儿童青少年仍然表现出有较长的久坐时间，两者之间并没有显示出"此消彼长"的简单关系。此外，儿童青少年的久坐时间没有发现显著的性别差异，但都表现出波浪式的"S 型"的年龄变化特征，即8～11 岁儿童青少年的久坐时间持续增加，但在 11～15 岁久坐时间开始大幅减少，而 15～18 岁的久坐时间又出现骤然上升的变化趋势。建议设计和实施我国儿童青少年的健康促进行动计划应该充分考虑综合性的干预策略，即整体性地面对年龄与性别的阶段发展特征，整体性的设计包含个人、家庭、学校的一体化联动模式，以整体性的眼光来考虑不同层面影响因素及其之间的交互效应，以便最大化地促进儿童青少年身体活动行为的改善。

理论与实证研究的基础都应该是充分考虑儿童青少年的生长发育规律，这是指导身体活动与久坐行为流行病学研究的基本原则，在理解了儿童青少年身体活动与久坐行为的研究范式与分布特征之后，就需要有的放矢地采取行动计划进行预防和干预，尤其注意针对性、个性化的教育方法和干预方案，关注儿童青少年久坐行为的健康危害，重新审视慢病低龄化与久坐行为的慢病独立风险因素的特征，针对身体活动与久坐行为应该分别采取有针对性的行动计划解决方案，与电脑、电视和手机来"抢夺"孩子的活动时间。

二、研究展望

儿童青少年身体活动行为必然要整合到日常生活之中，使其成为一种自然、轻松以及富有吸引力的选择。"健康的选择成为一种简单的选择"是 1986 年渥太华宪章发布以来，健康促进研究始终坚持的宗旨①。联合国早在 1990 年就立法提出，

---

① World Health Organization. The Ottawa charter on health promotion[R]. Ottawa: World Health Organization, 1986.

将参与休闲、娱乐活动作为儿童的基本权益①,但是孩子活动的是否有效、是否合理,以及活动行为的约束和引导则需要一定的规范和指导。因此,本书建议在今后儿童青少年健康行为的研究中,针对身体活动与久坐行为实施全国性的普查,并建立相应的分类标准。同时,对于儿童青少年健康的研究从单纯地关注学校体育扩大至家校联动,乃至以学校为中心的家庭、社区共同体的建立。最后,儿童青少年的健康归根到底要通过指向着积极生活方式的引导和干预,来促进其健康水平的提升。

（一）制定全国性的儿童青少年身体活动水平分类标准

纵观历史,人类依靠狩猎或耕种的劳动形式维持自身的生存与发展,强健的身体则是基础性或者根本性的保障。身体活动的形式是人们顺应自然规律和身体结构进化的结果②,本身"要求"通过运动来维持其基本的健康状态。游戏和玩耍对于儿童青少年具有天然的吸引力,但如今他们的户外运动时间逐渐被电视机、电脑游戏和互联网所取代,这也是身体活动不足的重要原因,也就要求人们要找到身心健康成长与共享文明成果之间的平衡。由于儿童青少年自我控制和判断能力的欠缺,学校、家长乃至政府部门有义务通过建立科学的标准与合理的引导,与电脑和互联网"争夺"时间。但是,什么样的身体活动水平适合儿童青少年,身体活动强度判断的标准和依据是什么,身体活动的健康效益体现在哪些方面,身体活动的标准怎样推进与落实……这些都是需要进一步明确和解答的问题。美、欧、亚、澳四大洲的代表性国家和地区均已出台了儿童少年身体活动指南或建议标准及其操作方案,我国也需要借鉴和参考基础上,提出取自于本土的实证研究数据的儿童青少年的身体活动行动指南。

（二）构建以学校为中心的家庭、学校、社区共同体

每个人都生存在多元化的社会环境之中,自己无法刻意回避与之产生的互动,尤其是儿童青少年的个体活动行为更容易直接或间接地受到内部或外部因素的影响。社会的各方力量有必要确保提供安全的、有吸引力的身体活动场所,实施具有

---

① United Nations. United Nations convention on the rights of the child[R]. New York: United Nations, 1989.

② Begoña Merino Merino, Elena González Briones. Physical activity and health in children and adolescent. 2007. Physical activity and health in children and adolescents[R]. Madrid: Ministerio De Sanidad Y Consumo, Ministeriode Educmacióny Ciencia, 2007.

激励性和教育性的活动项目。国家应建立以学校为中心的共同体,推动建立积极的身体活动文化氛围,其意义在于关注到了学校、家庭、社区、社会团体等各个层面对儿童青少年身体活动行为的综合影响。校外活动时间历来是儿童青少年健康促进的关键要素,由于校外期间他们经常进行的非组织化、非结构化的身体活动行为具有不可控性,尤其是往往受到家长、同伴的影响。在个体层面针对儿童青少年开展的身体活动项目,可能会因为不可预知的外界因素所影响。同时,学校体育课程及大课间活动等课内外身体活动的健康效益,也可能淹没在了校外期间(放学后、周末、寒暑假等)"懒散"的生活方式之中。我国社会的构成以家庭为基本单位,家庭、邻里环境的影响势必会传递到孩子的行为与态度之中,因此,我国日后开展儿童青少年身体活动与久坐行为研究中,可以从学生的个体因素、人际关系、制度或组织因素、社区因素、公共政策等几个方面共同带领孩子"动"起来。

(三) 实施基于年龄和性别特异性的身体活动整体解决方案

儿童青少年身体活动与久坐行为的干预实践重点在于"对症下药",即身体活动不足和久坐行为的影响因素有哪些,这些因素又存在哪些特异性和交互性,这样才能更有针对性地取得良好的干预效果。我国儿童青少年的身体活动水平与个性心理、家庭环境、社会认知等方面都有显著的关联性,因而应该将身体活动不足的问题在社会生态整体环境的语境下来探讨,而干预措施的重点也在于营造和构建身体活动支持性的环境氛围。当前,我国儿童青少年身体活动与久坐行为的干预实践主要有3个特点: ① 多年来持续关注学生体质健康的研究,但对于身体活动水平的健康效益以及促进活动水平提升的干预研究还远未得到应有重视。长期以来,我国学校体育研究几乎将运动锻炼作为改善健康水平的"唯一"手段[①],但是日常生活中非结构化的、非规律性的身体活动同样具有累积的健康效益。② 在各地区相继出现了问卷调查或加速度计测量方法的身体活动水平现状调查研究,但不管是主观的还是客观的调查方式,可能都还缺乏基于年龄、性别特异性的身体活动干预实践的行动研究。本书对于我国儿童青少年身体活动水平分布特征的研究,为后续有的放矢地开展不同水平阶段的实践干预,提供了前期的基础和依据。③ 文献报道中的各地研究实践,也伴随着体质健康与身体活动水平的实验干预,如前所述,相比于国外多样性的健康促进行动计划,我国的行动研究显得过于单一,尤其缺乏一体化、综合性的健康促进实施策略。国外的健康行动计划有国家和

---

① 朱斌,宗敏. 身体活动促进学生体质健康策略分析[J]. 中国学校卫生,2012,33(5): 604-606.

地方职能部门、非营利性公益健康组织、身体活动相关的科研院所不同层面的研究
与实践机构，提供了大量的理论指导和操作实践方案，否则这种缺乏系统性指导的
行动计划很难实现增加学生健康，培养积极生活方式的长远追求。

附 录

附录 1　儿童青少年身体活动问卷调查

1. 在过去的 7 天里，你在空闲时间从事过以下哪些身体活动内容？频率如何？（在相应的表格中打"√"）

	0次	1～2次	3～4次	5～6次	7次及以上
跳绳					
踢毽子					
轮滑					
追逐类游戏					
散步或健步走					
自行车					
慢跑					
健身操					
游泳					
棒球/垒球					
跳舞					
乒乓球					
羽毛球					
滑板					

（续表）

	0次	1～2次	3～4次	5～6次	7次及以上
足球					
网球					
排球					
武术					
篮球					
溜冰					
滑雪					
冰球					

2. 在过去的 7 天里,在体育课上你的活动表现可以总结为(比如进行跑步、玩耍、跳跃、投掷等活动行为)?

A. 我不喜欢体育课

B. 几乎没怎么运动

C. 有时候是这样

D. 常常是这样

E. 一直是这样

3. 在过去的 7 天里,在课间休息时你常常在做什么?（仅需要小学生作答）

A. 坐着聊天、阅读或做功课

B. 四处的走动(走来走去)

C. 在教室外做低强度的活动(呼吸频率稍微增加,能正常对话)

D. 在教室外做中等强度活动(呼吸频率明显增加,能正常对话,但无法完成完整的呼吸过程)

E. 大部分时间在外面尽情地玩儿

4. 在过去的 7 天里,在午休休息时(正在吃午饭除外)你常常在做什么?

A. 坐着聊天、阅读或做功课

B. 四处的走动(走来走去)

C. 在教室外做低强度的活动(呼吸频率稍微增加,能正常对话)

D. 在教室外做中等强度活动(呼吸频率明显增加,能正常对话,但无法完成完整的呼吸过程)

E. 大部分时间在外面尽情地玩儿

5. 在过去的 7 天里,你有多少天在放学之后(不包括周末)进行体育运动(篮球、足球、羽毛球等等)、跳舞或玩游戏等运动?

    A. 没有   B. 1 次   C. 2～3 次   D. 4 次

E. 5 次

6. 在过去的 7 天里,你有多少天在晚上进行体育运动(篮球、足球、羽毛球等等)、跳舞或玩游戏等运动?

    A. 没有   B. 1 次   C. 2～3 次   D. 4～5 次

E. 6～7 次及以上

7. 在上个周末,你进行了多少次体育运动(篮球、足球、羽毛球等等)、跳舞或玩游戏等运动?

    A. 没有   B. 1 次   C. 2～3 次   D. 4～5 次

E. 6 次及以上

8. 在过去 7 天里,以下哪一项是对你的最佳描述?

A. 我几乎所有的时间都被别的事情占用了,很少运动

B. 我有时候(1～2 次)在空闲时间做 30 分钟以上的运动

C. 我经常(3～4 次)在空闲时间做 30 分钟以上的运动

D. 我很频繁地(5～6 次)在空闲时间做 30 分钟以上的运动

E. 我几乎每天(7 次及以上)都在空闲时间做 30 分钟以上的运动

9. 在过去 7 天里,你每天进行 30 分钟及以上身体活动(比如参加篮球、足球、乒乓球、羽毛球、游泳、跳舞、玩游戏等体育运动)的频率如何?(在相应的表格中打"√")

	没 有	偶 尔	一 般	经 常	很频繁
周 一					
周 二					
周 三					
周 四					
周 五					
周 六					
周 日					

10. 上周你有生病或者其他特殊事情阻碍了你进行日常的身体活动？

A. 没有特殊情况

B. 有特殊情况，请写明＿＿＿＿＿＿＿＿＿＿＿＿＿＿

附录 2　儿童青少年久坐行为问卷调查

1. 通常情况下，你每天在上学之外（上学前和放学后），用于以下活动的时间是多少分钟？

请如实填写，避免过度估计了参与相应活动的时间【包含使用手机看电视、电影等】

提示：60 分钟＝1 小时；120 分钟＝2 小时；180 分钟＝3 小时；240 分钟＝4 小时；300 分钟＝5 小时

	周一	周二	周三	周四	周五
看电视					
看电影					
玩电脑或 iPad					
用电脑做功课					
做功课，但不用电脑					
课外阅读					
家教辅导					
交通出行(轿车/公交车/火车)					
手工、玩具等静止性的活动(包括纸牌、棋盘类游戏)					
静坐(和别人聊天或打电话等)					
演奏或练习乐器					

2. 通常情况下，你在周末用于以下活动的时间是多少分钟？

请如实填写，避免过度估计了参与相应活动的时间【包含使用手机看电视、电影等】

提示：60 分钟＝1 小时；120 分钟＝2 小时；180 分钟＝3 小时；240 分钟＝4 小时；300 分钟＝5 小时

	周　六	周　日
看电视		
看电影		
玩电脑或 iPad		
用电脑做功课		
做功课，但不用电脑		
课外阅读		
家教辅导		
交通出行（轿车/公交车/火车）		
手工、玩具等静止性的活动（包括纸牌、棋盘类游戏）		
静坐（和别人聊天或打电话等）		
演奏或练习乐器		
参加周末学校学习		

参考文献

一、中文资料

[1] 阿斯亚阿西木,刘艳,何志凡. 成都市中小学生日常生活身体活动情况[J].
中国学校卫生,2013,34(6):677-679.

[2] 陈春明. 中国学龄儿童少年超重和肥胖预防与控制指南[M]. 人民卫生出版
社,2008.

[3] 郭海军,袁帆,栾德春,等. 我国4城市中小学生身体活动及睡眠状况调查
[J]. 中国健康教育,2016,32(2):107-110.

[4] 郭强,汪晓赞. 儿童青少年身体活动研究的国际发展趋势与热点解析——基
于流行病学的视角[J]. 体育科学,2015,35(7):58-73.

[5] 郭强,汪晓赞. 新西兰儿童青少年身体活动指南的解读及启示——积极身体
活动文化建设的视角[J]. 武汉体育学院学报,2016,50(5):96-100.

[6] 郭强,汪晓赞. 国际儿童青少年身体活动指南的透视与解析——基于美、欧、
亚、澳四大洲的特征比较[J]. 成都体育学院学报,2019,45(1):98-104.

[7] 郭强,汪晓赞. 我国儿童青少年身体活动与久坐行为模式特征的研究[J]. 体
育科学,2017,37(7):17-29.

[8] 郭强. 中国儿童青少年身体活动水平及其影响因素的研究[D]. 华东师范大
学,2016.

[9] 郭亚文,姜庆五,罗春燕. 上海市静安区中学生闲暇生活分析[J]. 中国学校
卫生,2015,36(3):343-345.

[10] 国家体育总局. 2014年国民体质监测公报[EB/OL]. http://www.sport.
gov.cn/n16/n1077/n1227/7328132.html. 2015-11.

[11] 国家体育总局. 2014年全民健身活动状况调查公报[EB/OL]. http://

www. sport. gov. cn/n16/n1077/n297454/7299833. html. 2015 - 11 - 16.

[12] 国家体育总局. 国家学生体质健康测试标准(2014 年修订)[R]. 国家体育总局,2014.

[13] 胡湛,彭希哲. 家庭变迁背景下的中国家庭政策[J]. 人口研究,2012,2：3 - 10.

[14] 季成叶. 儿童肥胖流行和肥胖易感环境[J]. 中国学校卫生,2006,27(6)：464 - 466.

[15] 季成叶. 生长发育一般规律及调查方法与评价[J]. 中国学校卫生,2000,21(1)：77 - 78.

[16] 贾小芳,王惠君,王丹彤等. 中国 12 省市儿童青少年身体活动和静坐行为分析[J]. 卫生研究,2016,45(3)：394 - 397.

[17] 教育部. 学生体质健康监测评价办法[EB/OL]. www. moe. edu. cn/publicfiles/business/htmlfiles/moe/s7059/201405/168528. html. 2014.

[18] 李红娟,李新,王艳等. 北京市某初中 1～2 年级学生在校身体活动水平定量评估[J]. 卫生研究,2013,42(4)：589 - 595.

[19] 李培红,王梅. 中国儿童青少年身体活动现状及相关影响因素[J]. 中国学校卫生,2016,37(6)：805 - 809.

[20] 李培红,王梅. 中国与 AHKC 报告全球儿童青少年身体活动水平及相关指标的比较[C]. 2015 全国体育科学大会,2015.

[21] 李新,王艳,李晓彤,等. 青少年体力活动问卷(PAQ - A)中文版的修订及信效度研究[J]. 北京体育大学学报,2015(5)：63 - 67.

[22] 马冠生,米杰,马军. 中国儿童肥胖报告[M]. 北京：人民卫生出版社,2017.

[23] 马军. 关注儿童青少年身体活动不足增强其身体素质[J]. 中国儿童保健杂志,2014,22 (11)：1121 - 1123.

[24] 潘建平,王飞,张华,等. 中国城市 3～17 岁儿童青少年忽视状况[J]. 中华预防医学杂志,2012,46(1)：258 - 262.

[25] 齐晓. 镇江市青少年体力活动与体质关系研究[D]. 南京师范大学,2014.

[26] 全明辉,陈佩杰,庄洁等. 上海市儿童青少年步行活动水平——基于加速度传感器的调查研究[J]. 体育科学,2014,34(5)：51 - 55.

[27] 任红,尹玉玲. 徐州市学生 48 年来生长发育动态分析[J]. 现代预防医学,2006,33(4)：522 - 523.

[28] 史金端,黄惠宇. 儿童青少年生长发育状况研究进展[J]. 中国热带医学,

2013,13(2)：249－251.

[29] 司琦,苏传令,Kim Jeongsu. 青少年校内闲暇时间身体活动影响因素研究[J]. 首都体育学院学报,2015,27(4)：341－345.

[30] 台湾运动生理暨体能学会. 台湾健康体能指引[R]. 台湾行政院卫生署国民健康局,2010.

[31] 田果,包玉欣,刘言,等. 儿童青少年青春期发育影响因素研究进展[J]. 卫生研究,2015,44(6)：1009－1012.

[32] 汪晓赞,郭强,金燕等. 中国青少年体育健康促进的理论溯源与框架构建[J]. 体育科学,2014,34(3)：3－14.

[33] 王慧丽. 我国学生体质健康现状分析[J]. 山东体育学院学报,2007,23(6)：142－144.

[34] 王建民,刘民. 流行病学(第七版)[M]. 北京：人民卫生出版社,2008.

[35] 王娟. 儿童青少年发育研究的进展[J]. 江苏预防医学,2006,17(1)：79－81.

[36] 邬盛鑫,马受良,马军,等. 儿童青少年体质量指数与腰臀围及腰臀比关系的研究[J]. 中国学校卫生,2009,30(3)：259－261.

[37] 吴明隆. 问卷统计分析实务——SPSS 操作与应用[M]. 重庆：重庆大学出版社,2010.

[38] 夏丽华,谢金玲. SPSS 数据统计与分析标准教程[M]. 北京：清华大学出版社,2014.

[39] 学生体质健康网. 国家学生体质健康标准说明[EB/OL]. www.csh.edu.cn/wtzx/bz/20141226/2c909e854a84301a014a8440085e000d.html. 2014.

[40] 颜虹. 医学统计学[M]. 北京：人民卫生出版社,2005.

[41] 余谋昌. 环境伦理与生态文明[J]. 南京林业大学学报(社科版),2014,14(1)：1－23.

[42] 张海平,刘兴,吴翊馨,等. 12～14 岁中学生日常体力活动状况及健身跑对其心肺耐力影响的研究[J]. 沈阳体育学院学报,2016,35(1)：93－96.

[43] 张加林,唐炎,陈佩杰,等. 全球视域下我国城市儿童青少年身体活动研究——以上海市为例[J]. 体育科学,2017,37(1)：14－27.

[44] 张文彤. SPSS 统计分析高级教程[M]. 高等教育出版社,2013.

[45] 张一民. 切实提高学生体质健康水平——《国家学生体质健康标准(2014 年修订)》解读[J]. 体育教学,2014,34(9)：5－10.

[46] 张艺宏,孙君志,李宁,等. 四川省中小学生体育活动与课余活动调查分

析——以成都、自贡、达州为例[J]. 四川体育科学,2015(2)：117－123.

[47] 张迎修. 山东省儿童青少年生长发育 20 年变化趋势[J]. 人类学学报,2009,
28(15)：7－63.

[48] 张周阳. 久坐行为与青少年学习生活和体力活动行为的关联性研究[D]. 南
京体育学院,2009.

[49] 赵法伋. 中国儿童青少年营养与体质[C]. 首届中国宏观经济形势与营养保
健食品产业发展走势大型报告会会刊,2002.

[50] 中党中央、国务院. 国家新型城镇化规划(2014－2020)[EB/OL]. http：//
www. gov. cn/zhengce/2014－03/16/content_2640075. htm. 2014－03－16.

[51] 中国儿童青少年身体活动指南制作工作组. 中国儿童青少年身体活动指南
[J]. 中国循证儿科杂志,2017,6(12)：401－409.

[52] 中国国民体质监测系统课题组. 中国国民体质监测系统的研究[M]. 北京：
北京体育大学出版社,2000.

[53] 中国互联网协会. 中国互联网发展报告 2018[M]. 北京：电子工业出版
社,2018.

[54] 中国疾病预防控制局. 中国成人身体活动指南(试行)[M]. 北京：人民卫生
出版社,2011.

[55] 中国卫生部疾病预防控制局. 中国学龄儿童少年超重和肥胖预防与控制指南
[M]. 北京：人民卫生出版社,2007.

[56] 中华人民共和国卫生部疾病控制司. 中国成人超重和肥胖症预防控制指南
[M]. 人民卫生出版社,2006.

[57] 中华医学会儿科学分会内分泌遗传代谢学组青春发育调查研究协作组. 中国
九大城市女孩第二性征发育和初潮年龄调查[J]. 中华内分泌代谢杂志,
2010,26(8)：669－675.

[58] 周爱光,陆作生. 中日学生体质健康状况的比较及其启示[J]. 体育学刊,
2008,15(9)：1－7.

[59] 周热娜. 上海市青少年和中青年身体活动的影响因素研究[D]. 复旦大
学,2013.

[60] 朱斌,宗敏. 身体活动促进学生体质健康策略分析[J]. 中国学校卫生,2012,
33(5)：604－606.

二、英文资料

[1] Miettinen O. Important concepts in epidemiology. In：Olsen J, Saracci R,

Trichopoupos D, eds. Teaching epidemiology — a guide for teachers in epidemiology, public health and clinical medicine, 3rd end[M]. Oxford: Oxford University Press, 2010.

[2] Almanza E, Jerrett M, Dunton G, et al. A study of community design, greenness, and physical activity in children using satellite, GPS and accelerometer data[J]. Health Place, 2012, 18(1): 46 – 54.

[3] American College of Sports Medicine. Physical fitness in children and youth [J]. Medicine Science Sports Exercise, 1988, 20: 422 – 423.

[4] Armstrong N, Welsman J R. The physical activity patterns of European youth with reference to methods of assessment[J]. Sports Medicine, 2006, 36(12): 1067 – 1086.

[5] Arson V, Hunter S, Kuzik N, et al. Systematic review of sedentary behaviour and health indicators in school-aged children and youth: an update [J]. Applied Physiology, Nutrition, and Metabolism, 2016, 41 (6 Suppl 3): S240 – S265.

[6] Ashley Cooper, Angie Page, Benedict W Wheeler. Mapping the walk to school using accelerometry combined with a global positioning system[J]. American Journal of Preventive Medicine, 2010, 38(2): 178 – 183.

[7] Atkin, Andrew J, Gorely, et al. Methods of Measurement in epidemiology: Sedentary Behaviour [J]. International Journal of Epidemiology, 2012, 41(5): 1460 – 1471.

[8] Australian Government Independent Sports Panel. The future of sport in Australia[R]. Canberra: Commonwealth of Australia, 2009.

[9] Australian Government's Department of Health. Australia's physical activity and sedentary behaviour guidelines [R]. Woden Town Centre: Australian Government's Department of Health, 2014.

[10] Baddeley B, Sornalingam S, Cooper M. Sitting is the new smoking: where do we stand? [J]. British Journal of General Practice, 2016, 66(646): 258.

[11] Bai Yang. Measuring general activity levels in children and adolescents using self-report: youth activity profile[J]. Digital Repository, 2012.

[12] Bassett D R, Fitzhugh E C, Heath G W, et al. Estimated energy expenditures for school-based policies and active living [J]. American

Journal of Preventive Medicine, 2013, 44: 108 - 113.

[13] Bassey E J, Fentem P H. Exercise: the facts[M]. Oxford: Oxford University Press, 1981.

[14] Bauman A E, Reis R S, Sallis J F, et al. Correlates of physical activity: why are some people physically active and others not? [J] Lancet, 2012, 380(9838): 258 - 271.

[15] Bavishi A, Slade M D, Levy B R. A chapter a day: association of book reading with longevity[J]. Social Science and Medicine, 2016, 164: 44 - 48.

[16] Begoña Merino Merino, Elena González Briones. Physical activity and health in children and adolescents[R]. Madrid: Ministerio de educación y ciencia, Ministerio de sanidad y consumo, 2007.

[17] Bellew B, Bauman A, Martin B, et al. Public policy actions needed to promote physical activity[J]. Current Cardiovascular Risk Reports, 2011, 5: 340 - 349.

[18] Benedict W Wheeler, Ashley R Cooper, Angie S Page, et al. Greenspace and children's physical activity: A GPS/GIS analysis of the PEACH project [J]. Preventive Medicine, 2010, 51(2): 148 - 152.

[19] Biddle S J H, Gorely T, Marshall S J, et al. The prevalence of sedentary behavior and physical activity in leisure time: A study of Scottish adolescents using ecological momentary assessment [J]. Preventive Medicine, 2009, 48(2): 151 - 155.

[20] Biddle S J H, Pearson N, Ross G M, et al. Tracking of sedentary behaviours of young people: A systematic review[J]. Preventive Medicine, 2010, 51(5): 345 - 351.

[21] Biddle S J, Gorely T, Marshall S J, et al. Physical activity and sedentary behaviours in youth: issues and controversies[J]. Journal of the Royal Society for the Promotion of Health, 2004, 124(1): 29 - 33.

[22] Biddle S, Sallis J, Cavill N. Policy framework for young people and health-enhancing physical activity [R]. London: Health Education Authority, 1998.

[23] Biswas A, Oh Pi, Faulkner Ge, et al. Sedentary time and its association with risk for disease incidence, mortality, and hospitalization in adults: a

systematic review and meta-analysis[J]. Annals of Internal Medicine, 2015, 162(2): 123 - 132.

[24] Blair S N, Davey Smith G, Lee I M, et al. A tribute to Professor Jeremiah Morris: the man who invented the field of physical activity epidemiology [J]. Annals of Epidemiology, 2010, 20(9): 651 - 660.

[25] Borrud L, Chiappa M, Burt V, et al. National Health and Nutrition Examination Survey: National Youth Fitness Survey plan, operations, and analysis[R]. National Center for Health Statistics. Vital Health Stat 2 (163), 2014.

[26] Bort-Roig J, Gilson N D, Puig-Ribera A, et al. Measuring and influencing physical activity with smartphone technology: a systematic review [J]. Sports Medicine, 2014, 44(5): 671 - 686.

[27] Bouchard C, Shephard R J, Stephens T. Physical activity, fitness, and health: International proceedings and consensus statement [M]. Physical activity, fitness, and health consensus statement. Human Kinetics Pub, 1994.

[28] Burns Ryan D, Timothy A Brusseau, James C. Hannon. Effect of comprehensive school physical activity program on school day step counts in children[J]. Journal of physical activity & health, 2015, 12(12): 1536 - 1542.

[29] Butte N F, Ekelund U, Westerterp K R. Assessing physical activity using wearable monitors: measures of physical activity[J]. Medicine and science in sports and exercise, 2012, 44(1 Suppl 1): S5 - S12.

[30] Canadian Society for Exercise Physiology. Canadian physical activity guidelines Canadian sedentary behaviour guidelines[R]. Ottawa: Canadian Society for Exercise Physiology, 2012.

[31] Carson V, Hunter S, Kuzik N, et al. Systematic review of sedentary behaviour and health indicators in school-aged children and youth: an update [J]. Applied Physiology, Nutrition, and Metabolism, 2016, 41(6 Suppl 3): S240 - S265.

[32] Carson V, Staiano A E, Katzmarzyk P T. Physical Activity, Screen Time, and Sitting Among U. S. Adolescents[J]. Pediatric Exercise Science, 2014,

27(1).

[33] Case M A, Burwick H A, Volpp K G, et al. Accuracy of smartphone applications and wearable devices for tracking physical activity data[J]. JAMA, 2015, 313(6): 625 - 626.

[34] Caspersen C J, Powell K E, Christenson G M. Physical activity, exercise, and physical fitness: definitions and distinctions for health-related research [J]. Public health reports, 1985, 100(2): 126.

[35] Caspersen Carl J. Physical activity epidemiology[J]. Exercise and Sport Sciences Reviews, 1989, 16: 423 - 474.

[36] Cawley J. The Oxford handbook of the social science of obesity[M]. John Cawley, 2012.

[37] CDC/National Center for Health Statistics. Healthy People 2020 [EB/OL]. http: //www. cdc. gov/nchs/healthy_people/hp2020. htm. 2011 - 10 - 14

[38] Centers for Disease Control and Prevention. School health guidelines to promote healthy eating and physical activity[R]. MMWR, 2011, 60(No. RR - 5): 28 - 33.

[39] Children and Young People's Physical Activity Expert Group of the Young Finland Association. Physical activity recommendations for 7 to 18 years of age [R]. Helsinki: Ministry of Education and Young Finland Association, 2008.

[40] Cliff D P, Hesketh K D, Vella S A, et al. Objectively measured sedentary behaviour and health and development in childrenand adolescents: systematic review and meta-analysis[J]. Obesity Reviews, 2016, 17(4): 330 - 344.

[41] Corbin C B, Pangrazi R P. Physical activity for children: a statement of guidelines for children aged 5 - 12. 2nded[M]. Reston, VA: National Association for Sport and Physical Education, 2004.

[42] Corder K, Van Sluijs E M. Invited commentary: comparing physical activity across countries — current strengths and weaknesses[J]. American Journal of Epidemiology, 2010, 171(10): 1065 - 1068.

[43] Currie C, Zanotti C, Morgan A, et al. Social determinants of health and well-being among young people [R]. Copenhagen: World Health

Organization Regional Office for Europe, 2012.

[44] Dane Van Domelen, Annemarie Koster, Paolo Caserotti, et al. Employment and physical activity in the U. S. [J]. American Journal of Prevention Medicine, 2011, 41(2): 136 – 145.

[45] David T G, Weinstein C S. (Eds.). Spaces for children: The built environment and child development [M]. Berlin: Springer Science & Business Media, 2013.

[46] De Moor M H, Willemsen G, Rebollo-Mesa I, et al. Exercise participation in adolescents and their parents: evidence for genetic and generation specific environmental effects[J]. Behavior Genetics, 2010, 41(2): 211 – 222.

[47] Department of Health and Children, Health Service Executive. The national guidelines on physical activity for Ireland[R]. Dublin: Department of Health and Children, Health Service Executive, 2009.

[48] Department of Health, Physical Activity, Health Improvement and Protection. Start Active, Stay Active: A report on physical activity from the four home countries' Chief Medical Officers[R]. London: Department of Health, Physical Activity, Health Improvement and Protection, 2011.

[49] Dishman R, Heath G, Lee I M. Physical activity epidemiology [M]. Human Kinetics, 2014.

[50] Dishman R K, Sallis J F, Orenstein D. R. The determinants of physical activity and exercise[J]. Public health reports, 1985, 100(2): 158 – 171.

[51] Duncan M J, Badland H M, Mummery W K. Applying GPS to enhance understanding of transport-related physical activity[J]. Journal of Science and Medicine in Sport, 2009, 12(5): 549 – 556.

[52] Eaton D K, Kann L, Kinchen S, et al. Youth risk Behavior Surveillance-United States, 2011[R]. MMWR SurveillSumm, 2012, 61: 1 – 162.

[53] Ekelund U, Brage S, Froberg K, et al. TV viewing and physical activity are independently associated with metabolic risk in children: the European Youth Heart Study[J]. Plos Medicine, 2006, 3(12): 2449 – 2457.

[54] Ekelund U, Luan J, Sherar L B, et al. Moderate to vigorous physical activity and sedentary time and cardiometabolic risk factors in children and adolescents[J]. JAMA, 2012, 307: 704 – 712.

［55］Ekelund U, Steene-Johannessen J, Brown W J. Does physical activity attenuate, or even eliminate, the detrimental association of sitting time with mortality? A harmonized meta-analysis of data from more than 1 million men and women[J]. Lancet, 2016, 388: 1302 – 1310.

［56］Elder J P, Lytle L, Sallis J F, et al. A description of the social-ecological framework used in the trial of activity for adolescent girls (TAAG)[J]. Health Education Research, 2007, 22(2): 155 – 165.

［57］ENERGY-PROJECT Consortium. A report of the UP4FUN project to reduce sedentary behaviour among children, with recommendations for implementing similar projects across Europe[R]. ENERGY, 2012.

［58］European Opinion Research Group (EORG). Physical activity[R]. Special Eurobarometer 183 – 6/Wave 58.2, 2003.

［59］Ewing R, Cervero R. Travel and the built environment: A meta-analysis [J]. Journal of the American Planning Association, 2010, 76: 265 – 294.

［60］Fakhouri T H, Hughes J P, Burt V L, et al. Physical activity in U.S. youth aged 12 – 15 years, 2012[J]. NCHS data brief, 2014, (141): 1 – 8.

［61］Federal Office of Sport, Federal Office of Public Health. Health-enhancing physical activity core document for Switzerland[R]. Magglingen: Federal Office of Sport, 2013.

［62］Ferdinand A, Sen B, Rahurkar S, et al. The relationship between built environments and physical activity: a systematic review[J]. American Journal of Public Health, 2012, 102(10): e7 – e13.

［63］Finger J D, Mensink G B, Banzer W, et al. Physical activity, aerobic fitness and parental socio-economic position among adolescents: the German Health Interview and Examination Survey for Children and Adolescents 2003 – 2006 (KiGGS)[J]. International Journal of Behavioral Nutrition & Physical Activity, 2014, 11(1): 1 – 10.

［64］Frank L D, Engelke P O, Schmid T L. Health and community design: The impact of the built environment on physical activity[M]. Washington, DC: Island, 2003.

［65］Gobbi E, Elliot C, Varnier M, et al. Psychometric Properties of the Physical Activity Questionnaire for Older Children in Italy: Testing the

Validity among a General and Clinical Pediatric Population[J]. Plos One, 2016, 11(5).

[66] Gorely T, Marshall S J, Biddle S J, et al. The prevalence of leisure time sedentary behaviour and physical activity in adolescent girls: an ecological momentary assessment approach [J]. International Journal of Pediatric Obesity, 2007, 2: 227 - 234.

[67] Graf C, Beneke R, Bloch W, et al. Recommendations for promoting physical activity for children and adolescents in Germany. A consensus statement[J]. Obes Facts, 2014, 7(3): 178 - 190.

[68] Graf C, Ferrari N, Beneke R, et al. Recommendations for physical activity and sedentary behaviour for children and adolescents: methods, database and rationale[J]. Gesundheitswesen, 2017, 79(S 01): S11.

[69] Guthold R, Cowan M J, Autenrieth C S, et al. Physical activity and sedentary behavior among schoolchildren: a 34-country comparison [J]. Journal of Pediatrics, 2010, 157(1): 43 - 49.

[70] Hallal P C, Andersen L B, Bull F C, et al. Global physical activity levels: surveillance progress, pitfalls, and prospects [J]. Lancet, 2012, 380 (9838): 247 - 257.

[71] Hardy L, Booth M L, Okely A D. The reliability of the adolescent sedentary activity questionnaire (ASAQ). Preventive Medicine, 2007, 45 (1): 71 - 74.

[72] Hayes M, Chustek M, Heshka, et al. Low physical activity levels of modern Homo sapiens among free-ranging mammals [J]. International Journal of Obesity, 2005, 29(1): 151 - 156.

[73] HBSC's Physical Activity Focus Group. Sedentary behaviour[R]. HBSC's International Coordinating Centre, 2012.

[74] Health Promotion Board. National physical activity guidelines for children and youth aged up to 18 years: professional guide[R]. Singapore: Health Promotion Board, 2012.

[75] Heath G W, Parra D C, Sarmiento O L, et al. Evidence-based intervention in physical activity: lessons from around the world[J]. The lancet, 2012, 380(9838): 272 - 281.

[76] Henschel B, Gorczyca A M, Chomistek A. K. Time spent sitting as an independent risk factor for cardiovascular disease[J]. American Journal of Lifestyle Medicine, 2017: 1 - 12.

[77] HEPA Europe. European network for the promotion of health-enhancing physical activity[R]. Copenhagen: WHO Regional Office for Europe, 2005.

[78] Herman K M, Craig C L, Gauvin L, et al. Tracking of obesity and physical activity from childhood to adulthood: the Physical Activity Longitudinal Study[J]. International Journal of Pediatric Obesity, 2009, 4: 281 - 288.

[79] Hoelscher D M, Feldman H A, Johnson C. C, et al. School-based health education programs can be maintained over time: results from the CATCH Institutionalization study[J]. Preventive medicine, 2004, 38(5): 594 - 606.

[80] Holm K, Wyatt H, Murphy J. Parental influence on child change in physical activity during a family-based intervention for child weight gain prevention[J]. Journal of physical activity & health, 2012,9(5): 661 - 669.

[81] Howard, Sesso. Invited commentary: a challenge for physical activity epidemiology[J]. American Journal of Epidemiology, 2007, 165 (12): 1351 - 1353.

[82] Janine H. Stubbe, Dorret I. Boomsma, Jacqueline M. Vink, et al. Genetic Influences on Exercise Participation in 37. 051 Twin Pairs from seven countries[J]. Plos One, 2005, 1(1): e22.

[83] Janz K F, Lutuchy E M, Wenthe P, et al. Measuring activity in children and adolescents using self-report: PAQ - C and PAQ - A[J]. Medicine & Science in Sports & Exercise, 2008, 40(4): 767 - 772.

[84] Janz K F. Physical activity in epidemiology: moving from questionnaire to objective measurement[J]. British Journal of Sports Medicine, 2006, 40(3): 191 - 192.

[85] Jimenez-Pavon D, Fernndez-Alvira J M, Te Velde S J, et al. Associations of parental education and parental physical activity (PA) with children's PA: the ENERGY cross-sectional study[J]. Preventive Medicine, 2012, 55: 310 - 314.

[86] Jing W J, Tom B, Patrick L W, et al. Validation of the Physical Activity

Questionnaire for Older Children(PAQ - C) among Chinese Children[J]. Biomedical and Environmental Sciences, 2016, 29(3): 177 - 186.

[87] Kate Lachowycz, Andrew P Jonesa, Angie S Page. What can global positioning systems tell us about the contribution of different types of urban greenspace to children's physical activity? [J]. Health Place, 2012, 18(3): 586 - 594.

[88] Katzmarzyk P T. Physical Activity, Sedentary Behavior, and Health: Paradigm Paralysis or Paradigm Shift? [J]. Diabetes, 2010, 59 (11): 2717 - 2725.

[89] Kipping R R, Howe L D, Jago R, et al. Effect of intervention aimed at increasing physical activity, reducing sedentary behaviour, and increasing fruit and vegetable consumption in children: Active for Life Year 5 (AFLY5) school based cluster randomised controlled trial[J]. BMJ, 2014, 348: g3256.

[90] Kirwan M, Duncan M J, Vandelanotte C, et al. Using smartphone technology to monitor physical activity in the 10,000 steps program: a matched case-control trial[J]. Journal of Medical Internet Research, 2012, 14 (2).

[91] Knaeps S, Bourgois J. G, Charlier R, et al. Ten-year change in sedentary behaviour, moderate-to-vigorous physical activity, cardiorespiratory fitness and cardiometabolic risk: independent associations and mediation analysis [J]. British Journal of Sports Medicine, 2018, 52(16): 1063 - 1068.

[92] Kohl III H W, Cook H D. Educating the student body: Taking physical activity and physical education to school[M]. Washington, D. C: National Academies Press, 2013.

[93] Lai S K, Costigan S A, Morgan P J, et al. Do school-based interventions focusing on physical activity, fitness, or fundamental movement skill competency produce a sustained impact in these outcomes in children and adolescents? A systematic review of follow-up studies[J]. Sports Medicine, 2014, 44(1): 67 - 79.

[94] Lee E Y, Carson V, Jeon J Y, et al. Prevalence of physical activity and sitting time among south Korean adolescents: results from the Korean

national health and nutrition examination survey, 2013 [J]. Asia-Pacific Journal of Public Health, 2016, 28(6): 498 – 506.

[95] Lee I M, Matthews C E, Blair S N. The Legacy of Dr. Ralph Seal Paffenbarger, Jr. - past, present, and future contributions to physical activity research[J]. President's Council on Physical Fitness and Sports research digest, 2009, 10(1): 1 – 8.

[96] LEE V R. What's Happening in the "Quantified Self" Movement? [C]. ITLS Faculty Publications. Logan, Utah: ICLS 2014 Proceedings, 2014: 491.

[97] Levine J, Melanson E L, Westerterp K R, et al. Measurement of the components of nonexercise activity thermogenesis [J]. Am J Physiol Endocrinol Metab, 2001, 281(4): E670.

[98] Long M W, Sobol A M, Cradock A L, et al. School-day and overall physical activity among youth [J]. American Journal of Preventive Medicine, 2013, 45(2): 150 – 157.

[99] Loukaitou-Sideris A. What brings children to the park? [J]. Journal of the American Planning Association, 2010, 76: 89 – 107.

[100] Lowry R, Lee S M, Fulton J E, et al. Obesity and other correlates of physical activity and sedentary behaviors among U. S. high school students [J]. Journal of obesity, 2013: 276 – 318.

[101] Lynch B M, Friedenreich C M, Khandwala F, et al. Development and testing of a past year measure of sedentary behavior: the SIT – Q[J]. BMC Public Health, 2014, 14.

[102] Maïté Verloigne, Wendy Van Lippevelde, Lea Maes, et al. Family-and school-based correlates of energy balance-related behaviours in 10-12-year-old children: a systematic review within the ENERGY (European Energy balance Research to prevent excessive weight Gain among Youth) project [J]. Public Health Nutrition, 2012, 15(8): 1380 – 1395.

[103] Metcalf B, Henley W, Wilkin T. Effectiveness of intervention on physical activity of children: systematic review and meta-analysis of controlled trials with objectively measured outcomes[J]. BMJ, 2012, 345: e5888.

[104] Metcalf B S, Hosking J, Jeff ery A N, et al. Fatness leads to inactivity,

but inactivity does not lead to fatness: a longitudinal study in children[J]. Archives of Disease in Childhood, 2011, 96: 942 - 947.

[105] Ministry of Education. Health and Physical Education in the New Zealand Curriculum[M]. Wellington: Learning Media Limited, 1999.

[106] Ministry of Education. The National Administration Guidelines (NAGs) [EB/OL]. www. education. govt. nz/ministry-of-education/legislation/nags. 2015 - 5 - 19.

[107] Ministry of Education. The New Zealand Curriculum[M]. Wellington: Learning Media Limited, 2007.

[108] Ministry of Education. The New Zealand Curriculum: Achievement Objectives by Learning Area [M]. Wellington: Learning Media Limited, 2007.

[109] Morris J N, Heady J A, RafflE P A, et al. Coronary heart disease and physical activity of work[J]. Lancet, 1953, 262: 1053 - 1057, contd.

[110] N Pearson, R E Braithwaite, S J H Biddle, et al. Associations between sedentary behaviour and physical activity in children and adolescents: a meta-analysis[J]. Obesity Reviews, 2014, 15: 666 - 675.

[111] National Association for Sport and Physical Education. Comprehensive school physical activity programs[R]. Reston, VA: National Association for Sport and Physical Education, 2008.

[112] National Physical Activity Plan Alliance. The 2014 united states report card on physical activity for children & youth[R]. Columbia: National Physical Activity Plan Alliance, 2014.

[113] Ng S W, Popkin B M. Time use and physical activity: a shift away from movement across the globe[J]. Obesity Reviews, 2012, 13(8): 659 - 680.

[114] Nilay Suth. Sitting is the new smoking: is there a "NEAT DEFECT"? [J]. Journal of Medical Sciences, 2014, 3(2): 5 - 6.

[115] Nsiahkumi P A, Kang L Y, Parker J R. Let's move our next generation of patients toward healthy behaviors [J]. Journal of Multidisciplinary Healthcare, 2012, 5(5): 115 - 119.

[116] Okely A D, Jones R A. Sedentary behaviour recommendations for early childhood[R]. Encyclopedia on Early Childhood Development, 2011.

[117] Organization W H. Health Behaviour in School-aged Children (HBSC) [J]. World Health Organization, 2011.

[118] Owen N, Healy GNMatthews C E, Dunstan D W. Too much sitting: the population health science of sedentary behavior [J]. Exercise & Sport Sciences Reviews, 2010, 38(3): 105 - 113.

[119] Pate R R, Mitchell J A, Byun W. Sedentary behaviour in youth [J]. British Journal of Sports Medicine, 2011, 45: 906 - 913.

[120] Pate R R, O'Neill J R, Lobelo F. The evolving definition of "Sedentary" [J]. Exercise Sport Science Review, 2008, 36(4): 173 - 178.

[121] Pedisic Z, Bennie J, Timperio A, et al. Workplace sitting breaks questionnaire (SITBRQ): an assessment of concurrent validity and test-retest reliability [J]. Bmc Public Health, 2014, 14(1): 1249.

[122] Peter B Raven, David H. Wasserman, William G. Exercise physiology: an integrated approach [M]. Chicago: Cengage Learning (1 edition), 2012.

[123] Physical Activity Consensus Group. Consensus physical activity guidelines for Asian indians [J]. Diabetes Technol Ther, 2012, 14 (1): 83 - 98.

[124] Physical Activity Guidelines Steering Committee. 2008 Physical activity guidelines for Americans [R]. Washington, D. C: The U. S. Department of Health and Human Services, 2008.

[125] Pill S. Physical education — what's in a name? A praxis model for holistic learning in physical education [J]. ACHPER Australia Healthy Lifestyles Journal, 2007, 54(1): 5.

[126] Prince S A, Leblanc A G, Colley R C, et al. Measurement of sedentary behaviour in population health surveys: a review and recommendations [J]. Peerj, 2017, 5(6): e4130.

[127] Public Health Institute. Recommendations for physical activity [R]. Reykjavík: Public Health Institute, 2008.

[128] RESOLUTION WHA57. 17. Global strategy on diet, physical activity and health [R]. Geneva: World Health Organization, 2004.

[129] Sallis J F, Owen N. Physical activity & behavioral medicine [M]. Thousand Oaks: Sage Publications, 1999.

[130] Sallis J F, Cervero R B, Ascher W, et al. An ecological approach to creating active living communities[J]. Annual Review of Public Health, 2006, 27: 297 – 322.

[131] Sander M Slootmaker, MAI J M. Chinapaw, et al. Accelerometers and internet for physical activity promotion in youth? Feasibility and effectiveness of a minimal intervention[J]. Preventive Medicine, 2010, 51: 31 – 36.

[132] Santamouris M. Energy and climate in the urban built environment[M]. London: Routledge, 2013.

[133] Saunders Travis, Jean-Philippe Chaput, Mark Tremblay. Sedentary behaviour as an emerging risk factor for cardiometabolic diseases in children and youth[J]. Canadian journal of diabetes, 2014, 38 (1): 53 – 61.

[134] Sedentary Behaviour Research Network. Letter to the Editor: Standardized use of the terms "sedentary" and "sedentary behaviours"[J]. Applied Physiology, Nutrition, and Metabolism, 2012, 37(3): 540 – 542.

[135] Sleddens E F, Kremers S P, Hughes S O, et al. Physical activity parenting: a systematic review of questionnaires and their associations with child activity levels[J]. Obesity Review 2012, 13: 1015 – 1033.

[136] Smith A L, Biddle S. Youth physical activity and sedentary behavior: challenges and solutions[M]. Champaign: Human Kinetics, 2008.

[137] Smith B J, Bonfiglioli C M. Physical activity in the mass media: an audience perspective [J]. Health Education Research, 2015, 30 (2): 359 – 369.

[138] Stamatakis E, Ekelund U, Ding D, et al. Is the time right for quantitative public health guidelines on sitting? A narrative review of sedentary behaviourresearch paradigms and findings[J]. British Journal of Sports Medicine, 2018, 0: 1 – 8.

[139] Tandon P S, Zhou C, Sallis J F, et al. Home environment relationships with children's physical activity, sedentary time, and screen time by socioeconomic status[J]. International Journal of Behavioral Nutrition and Physical Activity, 2012, 9(1): 88.

［140］The 1996 IOC-Olympic Prize Winners：J. N. Morris and R. S. Paffenbarger Jnr[J]. Acta Physiologica Scandinavica，1996，158(4)：383.

［141］The Danish Health Authority. Recommendations for children and adolescents（5 – 17 years old）[R]. Copenhagen：The Danish Health Authority，2014.

［142］Titze S，Ring-Dimitriou S，Schober PH，et al. Austrian recommendations for health-promoting physical activity[R]. Wien：Bundesministerium für Gesundheit，Gesundheit Österreich GmbH，Geschäftsbereich Fonds Gesundes Österreich，2010.

［143］Tremblay M S，Colley R C，Saunders T J，et al. Physiological and health implications of a sedentary lifestyle[J]. 2010，35(6)：725 – 740.

［144］Tremblay M S，Gray C E，Akinroye K，et al. Physical activity of children：a global matrix of grades comparing 15 countries[J]. Journal of Physical Activity & Health，2014，11 Suppl 1(11)：S113 – S125.

［145］Tremblay M S，Salomé Aubert，Barnes J D，et al. Sedentary Behavior Research Network (SBRN) — Terminology Consensus Project process and outcome[J]. International Journal of Behavioral Nutrition & Physical Activity，2017，14(1)：75.

［146］Tremblay M S，Carson V，Chaput J P，et al. Canadian 24-Hour movement guidelines for children and youth：an integration of physical activity，sedentary behaviour，and sleep [J]. Applied Physiology，Nutrition，and Metabolism，2016，41(6 Suppl 3)：S311 – S327.

［147］Trish Gorely，Mary E Nevill，John G Morris，et al. Effect of a school-based intervention to promote healthy lifestyles in 7 – 11 year old children [J]. International Journal of Behavioral Nutrition and Physical Activity，2009，6：5.

［148］Tudor-Locke C，Craig C，Thyfault J P，et al. A step-defined sedentary lifestyle index：<5000 steps/day[J]. Appl. Physiol. Nutr. Metab，2013，38：100 – 114.

［149］U. S. Department of Health and Human Services. Physical Activity Guidelines for Maericans，2nd edition[R]. Washington DC：U. S.，2018.

［150］U. S. Department of Health and Human Services. Healthy People 2010：

Understanding and improving health. 2nded[R]. Washington, DC: U. S. Government Printing Office, 2000.

[151] U. S. Department of Health and Human Services. Physical activity and health: a report of the Surgeon General [R]. Boston: Jones and Bartlett, 1998.

[152] USDHHS. 2008 physical activity guidelines for Americans of Work[R]. Washington, D. C: USDHHS, 2008.

[153] Veitch J, Bagley S, Ball K, Salmon J. Where do children usually play? a qualitative study of parents' perceptions of influences on children's active free-play[J]. Health & Place, 2006, 12: 383 – 393.

[154] Viir R, Veraksitš A. Discussion of "letter to the editor: standardized use of the terms sedentary and sedentary behaviours" — sitting and reclining are different states[J]. Applied Physiology, Nutrition, and Metabolism, 2012, 37(6): 1256.

[155] Welk G J. The youth physical activity promotion model: a conceptual bridge between theory and practice[J]. Quest, 1999, 51(1): 5 – 23.

[156] WHO. Physical inactivity a leading cause of disease and disability [EB/OL]. http: //www. who. int/mediacentre/news/releases/release23/en/. 2018 – 11.

[157] Wijndaele K, De Bourdeaudhuij I, Godino J G, et al. Reliability and validity of a domain-specific last 7-d sedentary time questionnaire [J]. Medicine & Science in Sports & Exercise, 2014, 46(6): 1248 – 1260.

[158] Wong S L, Leatherdale S T. Association between sedentary behavior, physical activity, and obesity: inactivity among active kids[J]. Preventing Chronic Disease, 2009, 6(1): A26.

[159] Wood C, Gladwell V, Barton J. A Repeated measures experiment of school playing environment to increase physical activity and enhance self-esteem in UK school children[J]. PloS one, 2014, 9(9): e108701.

[160] World Health Organization. Global action plan on physical activity 2018 – 2030: more active people for a healthier world[R]. Geneva: World Health Organization, 2018.

[161] World Health Organization. Global recommendations on physical activity

for health[R]. Geneva: World Health Organization, 2010.

[162] World Health Organization. Global School-Based Student Health Survey [R]. Geneva: World Health Organization, 2011.

[163] World Health Organization. Global strategy on diet, physical activity and health[R]. Geneva: WHO, 2004.

[164] World Health Organization. Steps to health: A European framework to promote physical activity for health[R]. Geneva: WHO Regional Office for Europe, 2007.

[165] World Health Organization. The Ottawa charter on health promotion[R]. Ottawa: World Health Organization, 1986.

索　引